THE

SELF-COMPASSION

SKILLS

WORKBOOK

与真实的自己
和解

〔美〕

蒂姆·德斯蒙德

著

陆霓

译

台海出版社

图书在版编目(CIP)数据

与真实的自己和解／(美)蒂姆·德斯蒙德著；陆
霓译. －－北京：台海出版社，2018.3（2020.4 重印）
　　ISBN 978 － 7 － 5168 － 1772 － 8

Ⅰ．①与… Ⅱ．①蒂… ②陆… Ⅲ．①心理健康－普
及读物 Ⅳ．①R395.6 － 49

中国版本图书馆 CIP 数据核字（2018）第 037506 号

著作权合同登记号 图字：01 － 2018 － 0605

The Self － Compassion Skills Workbook: A 14 － Day Plan to Transform Your
Relationship with Yourself ⓒ 2017 by Tim Desmond. Original English
language edition published by arrangement with W. W. Norton & Company.
All rights reserved.

与真实的自己和解

著　　者：[美]蒂姆·德斯蒙德
译　　者：陆　霓

责任编辑：武　波　曹文静
装帧设计：昇一设计

出版发行：台海出版社
地　　址：北京市东城区景山东街 20 号　　　邮政编码：100009
电　　话：010 － 64041652（发行，邮购）
传　　真：010 － 84045799（总编室）
网　　址：www.taimeng.org.cn/thcbs/default.htm
E － mail：thcbs@126.com

经　　销：全国各地新华书店
印　　刷：天津中印联印务有限公司
本书如有破损、缺页、装订错误，请与本社联系调换

开　　本：880mm×1230mm　　1/32
字　　数：120 千字　　　　　　印　张：7.25
版　　次：2018 年 5 月第 1 版　　印　次：2020 年 4 月第 3 次印刷
书　　号：ISBN 978 － 7 － 5168 － 1772 － 8

定　　价：42.00 元

版权所有　翻印必究

赞　誉

　　我们可能被教导说，自我同情是放纵的，甚至是懒惰的，但实际上，这是帮助我们在生活中做出改变最有力、最有效的方法。它能让我们在某件事上做得更好，帮助我们改变坏习惯，然后令我们感到更加快乐。在这本清晰易懂的工作手册中，蒂姆·德斯蒙德指导我们如何体验和理解自我同情的力量。

——《仁爱和真正的幸福》

（*Lovingkindness and Real Happiness*）作者

莎伦·萨尔茨伯格（Sharon Salzberg）

　　蒂姆·德斯蒙德以正念和心理治疗为核心，带领临床医生们踏上了一场激动人心的咨询之旅。他在书中提供了大量清晰的原理和生动的例子，来说明如何将自我同情融入基于关系的个体治疗中。本书的独特贡献在于，展示了基于正念和自我同情的非正式治疗如何自然而然地在家庭或日常生活中开展，并且与正式的精神治疗方法协同工作，共同对来访者的个人经验进行探索与分析。因此，我强烈将本书推荐给那些希望更深入地将正念和自我同情整合入心理治疗的临床医生。在这本精美的工作手册中，蒂姆·德斯蒙德为任何想要开始学习自我同情的人都提供了一个清晰的地图。自我同情是一项重要的、个人化的技能，它能让我们更充分地享受生活，特别是当我们正在承受痛苦、失败或感到不满足的时候。通过一个通俗易懂的"地图"和简单方便的冥想引导，这本书能够吸引和支持读者，从此开启一段改变生活的自我探索和自我仁慈之旅。

——《自我同情的思考路径》

（*The Mindful Path to Self-Compassion*）作者

哈佛医学院博士　克里斯托弗·杰默（Christopher Germer）

这本书向我们展示了为什么自我同情是抚慰苦痛、愈合创伤的核心，以及如何将自我同情练习融入到临床实践中。长期投入的冥想者和术业精湛的临床医生，蒂姆·德斯蒙德在本书中提供了非常清晰、易懂、有见地的指导，向人们展示了如何深层次地转变精神和情绪上的痛苦。

——《激进的接受和真正的避难所》

（*Radical Acceptance and True Refuge*）作者

塔拉·布莱克（Tara Brach）

这本书是一部实事求是，行之有效的指南，说明了自我同情在心理治疗中的重要性。它也是一本可操作性极强，手把手对简单练习进行清晰指导的工作手册，可以用来启迪读者自我同情的发展……精彩的见解、小案例和睿智的教导……将会对任何希望在他或她的工作中融入同情实践的临床医生大有裨益。

——威斯康辛大学麦迪逊分校健康心理研究中心创始人
理查德·戴维森（Richard J. Davidson）

本书堪称大师之作，是一个雪中送炭的宝库。作为简单易行的指南和清晰易懂的例子，本书展示了如何将自我同情融入治疗过程中的每一个时刻。蒂姆·德斯蒙德巧妙地将古老的教义和现代的洞察力交织融汇入一个清晰、深入的地图中，以整合两种强有力的疗愈和转化范式。

——婚姻和家庭治疗师、精神治疗医师
《强势回归：重建大脑恢复力，抵达幸福彼岸》
（*Bouncing Back：Rewiring Your Brain for Maximum
Resilience and Well-Being*）作者
琳达·格雷厄姆（Linda Graham）

通过它引人入胜的讨论和功能强大的技术，任何想知道如何获得更多幸福和提高生活满意度的人都将会发现，这本书是切实可行，并令人及其满意的。特别强烈推荐！

——美国中西部书评（*The Midwest Book Review*）

作者生动地描述了自己与来访者之间的治疗工作，并对本书研究进行了精彩的回顾。作者是一个天生的故事讲述者，他在本书中的语言叙述平实质朴，但说服力十足。他用情感和洞察力带每位来访者重归脚踏实地的生活，并将这个过程分解为一个个简单明了、循序渐进的片段，让每位希望从本书中获益的心理治疗师能够方便地使用每一个小片段作为指导进行工作……本书中，他分享了一种极具创新性的实践——一种将古典禅学融入现代教学手段的心理治疗方法。

——正念钟声（*The Mindfulness Bell*）

德斯蒙德在本书中以一种兼容并包的方式呈现了关于正念和自我同情的知识，这种呈现方式无论对新手还是资深的心理治疗师来说，都能从中有所受益。（他的）案例研究不仅能很好地展示心理治疗师可以如何单刀直入地介入来访者的经历和情绪，而且还能展现当来访者充满防御时，如何与他们有效地建立关系，并逐步解决他们曾经坚持的错误信念。我将这本书强烈推荐给任何级别的从业者。本书的知识不但有益于心理治疗师帮助来访者解决精神相关问题并获得幸福，同样也有助于治疗师本身的自我建设。

本书将佛学智慧与基于实证研究的科学发现相结合，对自我同情的力量进行了明确的、真诚的审视，能有效地帮助读者建立应对苦难所需要的适应力，从而获得持久的幸福感。不仅如此，本书对心理治疗从业者来说也是一种极为必要的、充满善意的、温和舒缓的提醒，提醒他们同样关注自己的精神和情绪需求，从而能更有效地为客户提供更优质的服务。

本书内容尤为适合临床医生，但对研究人员、教师和学生等所有级别的专业人士都非常有用。我衷心地推荐给那些希望在他们的来访者和自己身上建立自我同情能力的临床医生，从而能更深入地整合正念和心理治疗。此外，在任何与临床心理相关的课程教学过程中，本书同样也是一部在促进课堂讨论方面极具价值的教辅书籍。

自我同情和对他人的同情能够让我们极具策略地为来访者注入力量——同时也能够帮助自己应对职业的压力和责任……德斯蒙德作出的卓越贡献值得我们赞赏，他提供了一套具有普适性的工作方法，让心理治疗师可以很容易地将这些方法融入他们的咨询和治疗工作中。

——心理中心网（PsychCentral）

前　言

　　仅仅 14 天的自我同情练习可以在你的大脑、思维和行为方式上产生明显的并可测量的改变。本书中所包含的练习已经在严格的、随机的、可控的试验中进行了研究（类似于药物公司测试新药的研究方法），科学家们得出结论，只需每天 30 分钟，坚持14 天，就足以产生真正的、持久的改变。

　　本书的第一部分是你的准备工作。它解释了什么是自我同情，为什么它如此重要，并说明了它在各种情况下的特征。这种对自我同情的概念性理解可以帮你更好地为实际训练作准备。

　　本书的第二部分是你培养自我同情的实操练习。我建议你做出一个每天 30 分钟，连续 14 天的练习计划。在这段时间结束的时候，你很可能会发现自己在情绪上变得更稳定、更舒适。你会发现快乐来得更容易，你的恐惧和焦虑会更快地消失。一旦你亲身体验了自我同情练习的好处，你就可以确定要继续你的练习。

如果你不能每天留出 30 分钟进行练习，或者你不能坚持连续练习 14 天，那就尽你最大的努力去完成计划吧。即使每天练习 5 分钟，也比不练习要好得多。

　　每个练习阶段都由自我同情地图进行引导，这将在第四章进行详细解释。你的每次练习都从地图顶部开始，它将指导你进行最适合的练习——这取决于你当前的感觉和你对每一个练习的反应。

　　当你在进行一项特别的练习时，出现困难是很正常的，这并不是一个严重的问题。更确切地说，这就是这本工作手册编排方式的目的所在。如果你在某一特定的练习中遇到任何困难，跳到那部分的末尾，接下来会有具体的指导。

　　我们知道，发展任何新技能都需要练习。如果你想弹钢琴，你必须投入一些时间和精力去坚持练习。本书就像一本教你自学钢琴的指导材料，第二部分的实操练习指南就要求你根据指导进行反复练习，以达到练习效果。你练习的越多（并且越能坚持下来），收获的改善就越大。每天 30 分钟，连续 14 天的练习计划是一个基于科学研究的建议。然而，如果你不能按照计划进行，就尽你所能吧。

第三部分是将自我同情运用在你生活中的点点滴滴上。这是为了激励你用这些方法来找到更多的健康、平和、幸福，以及拥有更大造福他人的能量。

我希望这本书对你的生活有所帮助。不同的练习对不同的人，在不同的时间里作用不同，所以，如果你觉得在这里读到的东西不适合你，那就随它去吧，你可能会发现下一个练习更有帮助。出于同样的原因，你也可能会在某天感到不堪重负，但过了几天情绪消退后，整个人又会感到轻松自如。但如果你愿意尝试，你肯定会找到最适合你的使用本书的方法。

目　录

第一部分　介绍自我同情

1 什么是自我同情

自我同情（Self-Compassion），含义正如其字面上表达的那样，表示你对自己充满同情。这不仅意味着你会庆贺和享受生活中的一帆风顺，也意味着当生活陷入困苦挣扎时，你会对自己仁慈和宽恕一些。

对自己和他人太过苛刻给我们带来了如此多的痛苦，我们感到与他人隔绝，感到羞愧与孤独。我们或许能够数出几件发生在自己身上特别糟糕的事情，又或许自打我们记事起，焦虑和沮丧就一直如影随形。

我们或许相信生命本该不同于眼前的平庸，又或许，我们认为在摆脱自己糟糕的部分前，不值得被好好爱着。

而另一方面，真正地做自己能让我们感受到被爱、被接纳和被赞赏。我们能够深入骨髓地了解到，自己总的来说还算不错——甚至比不错好得多。在内心某个角落，有一个智慧的声音一直喃喃细语，告诉我们自己是多么美丽而又独特的人类。

以上这些就是我所说的自我同情。自我同情就是认识到，无论我们的生活中发生了什么，我们都是可爱的。当生活中一切顺利时，自我同情让我们感到快乐；当我们遭受痛苦或遇到任何困境时，自我同情就成了一种充满支持的声音，帮助我们去发现美好和意义。

我生活中的自我同情

我在波士顿周边长大，和我单身的母亲住在一起。在我十几岁的时候，我们曾一度非常穷困潦倒，甚至在某年的一整个夏天里无家可归。直到上大学之前，我一直背负着强烈的愤怒、悲伤和孤独。

在大学里，通过释一行禅师①的引导，我进入了自我同情修行的大门，我发现，这正是我生命中失落已久的东西。随着我逐渐沉浸在这种练习中，我开始体会到前所未有的平和、愉快和自由。

自我同情彻底改变了我的生活。曾经的我备受煎熬，一度徘徊在自我毁灭的边缘。而今，我逐渐变得平和，也学会了如何享受与他人关系中的和谐与亲密。

这一切是如何发生的呢？自我同情并不是能帮我们抵御一切灾厄或心碎的魔法盾牌。然而，当我们面临生活中不可避免的麻烦时，自我同情能够让我们更好地照顾自己。焦虑、沮丧和寂寞仍会出现，但自我同情能帮助我们及时逃离泥沼。我们可以拥抱我们自己的痛苦，就像一个抱着新生婴儿的母亲那样，一切便会渐渐好起来。

我的经历使我了解到，真正内心的平静与自由来源于：无论发生了什么，我们都能够去爱和接受自己。我同样了解——从科

---

① 释一行禅师，生于 1926 年 10 月 11 日，越南人，著名的佛教禅宗僧侣、诗人、学者及和平主义者。

学研究还有我自己的经验来看——无论我能忍受多少痛苦和消极情绪，发展自我同情都是可行的。本书为你开始这一切提供了所有必需的敲门砖。

我决定成为一名治疗师。我希望能与更多的人分享这些对我的生活起到如此巨大帮助的经验，特别是那些在情绪上经历痛苦的人。我希望你能尽可能多地从这种练习中获益，就像我一样。

生活一帆风顺和生活举步维艰时的自我同情

以下练习将帮助你识别自我同情与其他类型态度的区别：

当你的生活一帆风顺时，自我同情使你不会感到配不上这一切。我们知道，我们值得拥有生命中美好的事物——这并不是因为我们比其他人更好，而是因为这是人之常情。同情并不是某种需要我们苦苦索求的东西，而是我们作为芸芸众生的一员，生活赋予我们与生俱来的礼物。

当你的生活一帆风顺时

当你阅读以下说明时，注意哪些与你产生了共鸣，并将其圈出。这些是你的生活一帆风顺时，你可能会产生的念头。

自我批判	自我同情
• 我不配得到这些。	• 我值得拥有美好的事物，就像其他人一样。
• 这说明接下来肯定有什么坏事儿要发生。	• 我不知道未来将会如何，但我感激已经发生的一切。
• 大家终将会发现我是个"冒牌货"。	• 如果人们真的了解我，他们就会喜欢我。
• 当看到我快乐时，大家会嫉恨我。	• 如果人们嫉妒我，那是因为他们没有意识到自己生命中拥有的美好。

当你的生活举步维艰时

当你阅读以下说明时，注意哪些与你产生了共鸣，并将其圈出。这些是你感觉生活不易时，你可能会产生的念头。

自我批判	自我同情
• 我活该倒霉。	• 我明白每个人都可能会有低谷期。当经历痛苦时，我们需要爱和支持。
• 这一切的发生都是因为我是个失败者（或坏人，等等）。	• 当生活出现挑战时，我可以利用这次机会学习和成长。
• 要不是因为我这么笨，这么没用，我根本不需要处理这些麻烦。	• 每个人都会经历痛苦，无论他有多么幸运。
• 我的余生将充满痛苦和失望。	• 无论我做些什么，有些困难总是难以避免的。但是，生命中仍然有许多美好的事物是我们不忍错过的。

当我们需要应对生活中的挑战时，自我同情便尤为重要。感到恐惧、抑郁、愤怒或孤独时——我们苦苦挣扎的那些时刻——我们最需要的唯有理解和爱。然而，我们不能总是指望他人在我们需要的时候立即出现在身边。即使我们有完善的支持系统，许

多人也仍可能难以敞开心扉去接受他人的关爱。

　　然而，如果我们能从自己的内在发展出自发式深切理解和同情，那么我们在需要的时候就可以寻求它的帮助。它成为我们抗压、修复和内心宁静最坚实的基础。同样幸运的是，通过练习，每个人都能达到这样的程度。

自我同情的故事：杰瑞德不孤独

　　自杰瑞德（Jared）还是个孩子起，他就一直在与自己的孤独感作斗争。他时常在交友问题上受挫，并感觉自己和学校的其他孩子不同。

　　然而，当他成年后，这个问题有了很大改善。他和大部分同事都相处得不错，并且他也和一个温柔的女人在发展稳定的恋情。即便如此，他仍旧饱受着难以抵挡的孤独，几乎快要重度抑郁了。他感觉自己很虚伪，其实自己每天光鲜的样子都是演出来的。所以，杰瑞德非常害怕每个人看穿他的伪装，并因此拒绝他真实的样子。

杰瑞德通过冥想练习学会了自我同情。他把手放在心脏的位置并对自己说："你觉得孤独是可以理解的。你人生中大多数时间都是孤单一人，但这并不是你的错。你生于一个糟糕的环境，也没有得到需要的支持。你一直是可爱的，在你成年生活中的人能够看到这一点。"

他通过这些练习体验到深度的自我疗愈，并开始几乎每天都应用它。他发现无论孤独感何时开始侵袭自己，这 15 分钟的自我同情练习都能帮助他重获心态的平衡，达到内心的宁静。

自我同情和自尊有何不同？

我们都知道，自尊低下是一种负面状态，它与许多精神健康问题相关。但许多人并不知道，过高的自尊也会导致许多问题。

自尊意味着积极地评价或评估你自己。你相信你是一个好人，你确信你的强大。事实上，许多研究表明，我们绝大多数人认为自己的"好"，是建立在与他人相比的基础之上，以我们相信自己比其他所有人"更好"而实现的。

这就是过于关注自尊的主要问题所在。如果我需要通过相信我比别人好来获得高自尊，那么这同样更可能致使我批评他人，害怕别人发现我的弱点。为了维护自己，我变得过于好胜，对所收到的负面反馈也会变得过于脆弱。

另一方面，当你拥有自我同情，你不会在意自己是好是坏，或是否和其他人一样。自我同情只是意味着，无论发生什么，以宽容和原谅的心态和自己相处。

当我们拥有自我同情，就没有必要指责他人。我们不害怕偶尔的失败，因为我们会将其看作是有价值的学习机会，而非对自我价值的威胁。事实上，研究人员已经发现，自我同情的确能加强我们成功的动机，因为我们不怕犯错。我们没必要为了讨人喜欢而变得完美。

自我同情的故事：放下完美主义

凯伦（Karen）是一位记者，在城里一家顶尖报社工作。她很聪明、努力，但总是不苟言笑。凯伦向她的治疗师承认，她经常感到深深的不安和内在空虚。她一周工作超过 80 小时，她解释说，她一离开工作就会感到抑郁。

凯伦的治疗师决定帮助她发展更多自我同情。她向凯伦询问其生活中最近一次沮丧的经历，凯伦告诉治疗师，当她的编辑昨天给她发邮件，问她有没有准备好新的故事时，她感觉很糟糕。她没有交上新的故事，当她描述这些时充满了痛苦。她的自我对话听着就像"你怎么了？你把它弄丢了吗？写一个故事并把它做好！别像个孩子似的！"当凯伦详细描述这段痛苦的经历时，她的脸上满是紧张。

凯伦的治疗师通过地图引导她自我同情（本书第二部分），这个过程中凯伦意识到她在用自我批评来鞭策自己成功。然而，自我批评过于强大以至于现在正在淹没她。她运用可视化技能

（visualizing）定格了自己当时阅读编辑邮件的画面，并尝试对画面中的自己说："亲爱的凯伦，我知道你害怕失败，那没有问题。每个人有时候都会害怕。我也知道你想写很棒的故事，那也很棒。你应该出于自己的意愿而写，而不是因为害怕不写你就没有价值才写。无论你是什么样，我都爱你。"

这确实花了点时间，但是凯伦开始内化这种自我对话，她发现她比以前效率更高了，特别是现在她学会了放松。

自我同情会有坏处吗？

简而言之的结论是：没有。

若将这个结论展开分析便会发现，很多人认为他们在实践自我同情的时候，实际上他们在做一些完全不同的事情。真正的自我同情总是有帮助的，然而，有些以假充真的行为可能会伤害我们。以下是一些可能令我们与自我同情相混淆的概念：

- **自我放纵（Self-indulgence）**：自我放纵这个术语，在字典中被定义为"对自己的五脏庙、脐下三寸或一时心血来潮的欲念过度满足或毫无限制",也因此而慵懒度日,得过且过,不愿提升自己或是为他人付出。消极避世,放弃对自己和周围环境的改造,事实上与自我同情的内涵南辕北辙。自我同情意味着理解你是一个非常可爱的人,就如你现在最本真的样子那般,你仍然可以通过成长来提升你的生活品质。当你拥有自我同情的能力时,你便会懂得,自己无须削足适履去做出牺牲式的改变,但破茧成蝶的成长则是令人欢欣的。成长,通常需要付出相当大的努力(当然,在此过程中,允许你在最需要的时候承认疲惫并获得适当的休息)。与之相反的是,自我放纵暗示着一个迷思:你在生活中有许多求而不得的事物,只能消极抵抗。这也暗示着你现在最本质的样子是不可接受的。然而,自我同情则包含了一种信念:我们永远都有许多值得学习的东西,这种学习和成长正是我们生活中最基本的一部分。

- **自艾自怜(Self-pity)**:自艾自怜被定义为"过度地、固执地因为自己的烦恼感到哀伤"。这意味着你相信自己软弱无能,无法改善自己的处境。自艾自怜这个词同样意味着,"生活"这一整个生命历程,对你来说是既定的宿命,你只能被动地接纳它的一切安排,没有任何改变自己人生轨迹的机会。自我同情则与之完全不同。拥有自我同情的能力，你会觉察到自己有成就伟大事业的能量。正如其他人一样，你有长处，也有弱项；但只要你愿意，便能发展出自身新的优势。当然，你无须做到滴水不漏以求被爱，爱自己的一个重要的表现就是能看到自己的能力所在。

- **消极被动（Passivity）**：同情会引发自发行动。如果我们看到自己的孩子嗷嗷待哺，我们不仅会为他的饥饿感到难受和心碎，更会想方设法喂饱他。虽然自我同情有时只是态度上的改变，但真正的同情包括减轻痛苦的欲望，无论是对我们自己还是对别人，我们也许需要在某些方面作出变通以更好地适应生活。

- **自我中心主义（Egotism）**：自视甚高，认为自己优越于其他所有人，或是过度投入自己的需求而牺牲别人的需要，这些都不是自我同情的表现。正如前面提到的，当你实践自我同情时，你并不试图与他人攀比，而是重视个人的幸福。当然，这也并不意味着当你重视或优先考虑自己的需求时，就是一个自我中心主义者。真正的自我同情意味着你会提升对他人感同身受的能力，而非为了一己私欲变得自负无情。

自我同情的故事：治愈创伤

珍妮佛（Jennifer）在高速公路驾驶时，被旁边试图变道的车狠狠撞到了护栏上。车损毁得很严重，所幸的是，她身上只受了轻伤，不出一个月就痊愈了。然而，一年多过去了，珍妮佛却依然深受创伤后应激障碍的折磨。对于驾驶，她能躲就躲，如果实在躲不过去，她便会被焦虑感压得喘不过气。

她开始与一位熟悉自我同情方法的治疗师一起尝试自我愈疗，在他的引导下，珍妮佛脑海中浮现出了那些能够全然接受和爱自己的人。珍妮佛选中了去世多年的祖母，并且想象着祖母说："愿你快乐，愿你健康，愿你平安，愿爱与你相随。"几分钟的想象之后，珍妮佛说自己感受到了过去很长一段时间都没有过的平静感。之后，在她不得不驾车时，或遇到其他让她感到焦虑不安的情况时，她都开始练习这个想象的过程。几个月之后她就又能自信地驾驶汽车了。

自我同情的承诺

　　不管你的生活面临什么样的挑战——创伤经历也好，人际问题也好，自我责备也好，焦虑也好——自我同情都能起到作用。它就像一位朋友，永远爱你，支持你，常伴你左右。这位朋友会倾听，理解你，还能帮你换个视角。自我同情会给你一种源自内部的力量，提高你的情绪调节能力和应变能力，而且它能让你切身体会生活的美好。

2 自我同情是一种技能

发展任何新技能的第一步就是对自己信心满满。相信自己"有能力"做到，是"成功"做到某件事的先决条件。幸运的是，每一个研究同情和自我同情发展的科学家都得出结论，任何人都有可能发展自我同情。不管你曾对自己有多苛刻的自我批判，或是感到多么愤怒或绝望，这对你来说，都是有可能的。

发展一项新技能的第二步是有充分的动力着手去做。培养自我同情最重要的因素之一就是你积极实践的意愿。如果你想学一门新语言或演奏一种乐器，每个人都知道练习是必要的。发展自我同情也是如此。如果你愿意把你自己奉献给自我同情（这本书的第二部分），并投入你的时间和精力，我保证你会真真切切地从中受益无穷。

我能真正做到自我同情吗？

阅读左栏中的说明（恐惧），并从 0 到 10 评估它对你产生的共鸣。然后阅读三次右栏中的说明（现实），每读完一次，就停下来稍事休息并做几次深呼吸。最后，从 0 到 10 评估第二种说法与你自己真实情况的相符程度。这个练习旨在增强你发展自我同情能力的自信。

恐惧	0－10	现实	0－10
• 我就是这个鬼样子了，现在去改变已经太迟了。		• 人们可以在一生中不断学习新的技能，发展新的优势。	
• 我内分泌失调，我对此无能为力。		• 科学已经证明,同情训练可以改善我们的脑化学条件。	
• 我曾做过一切尝试，但一切都是徒劳的。		• 我们也许做过很多尝试，但并非穷途末路，依然还存在许多其他可能的解决办法。	
• 我不值得获得同情。		• 生而为人，我们本就值得获得应有的同情。	

自我同情与你的大脑

理查德·戴维森（Richard Davidson）博士是世界上最顶尖的神经科学家之一，专门研究同情训练如何影响你的大脑。他的结论是，任何人都可以培养出更多的同情心和自我同情，但这需要练习。如果你疏于训练，你的成长会不尽如人意；如果你勤加练习，就能发展出理想的自我同情能力。

戴维森的研究表明，如果我们尽心投入练习，那么我们就能发展无穷无尽的同情心和自我同情。戴维森曾对一批佛教僧侣展开过关于同情的研究。他认为，这些僧侣在佛门的修行，事实上就是几十年精深的同情训练。戴维森指出，他们已经发展出了一种超出了大多数人认为不可能范围的内心的平静和自由。甚至可以这么说，他们的内心世界，浩瀚广博如宇宙苍穹。如果你愿意在那些构成自我同情地图的实践中训练自己，你将会让自己的生活有一场翻天覆地的大变换。

在所有人类（事实上，所有哺乳动物）的大脑中都有一个关怀回路。每当你感受到温暖和爱，这个大脑回路就会被激活。如果将你此刻的大脑做一个详尽的图像呈现，你就会看到它是如何工作的。你的关怀回路会释放催产素（有时被称为"爱情荷尔蒙"）和天然麻醉剂，给你一种温暖而朦胧的感觉。

当你开始自我同情的训练时，你的关怀回路将成为你最好的朋友陪伴着你。你将会学习不同的练习，这些练习可以让你的生活变得更有意义、更强大，让你更能控制情绪、更好地对待自己。

事实上，想要发展自我同情能力并不困难，其中一个重点是强化你大脑中的"关怀回路"（Care Circuit），并学习如何在你需要的时候使用它。

八个关于自我同情的科学发现

1. 在你的大脑中有一个特定的回路，科学家称之为"关怀回路"，它创造了同情、温暖和爱的体验[2]。

2. 自我同情训练可以加强你的关怀回路对人体的整体作用，比如锻炼肌肉[3]。

3. 脑部扫描结果显示，通过足量的同情训练，你的关怀回路会变大。

4. 关怀回路是大脑中产生幸福和安宁感的主要情感回路之一[4]。

5. 通过自我同情训练激活的关怀回路可以减少任何形式的情绪困扰，包括焦虑、抑郁和愤怒。

6. 坚持 14 天，每天 30 分钟的同情训练能使大脑产生巨大的变化，这导致更多的亲社会和利他行为[5]。

7. 七八周的同情训练可以使你的性格或个性显著地更加积极[6]。

8. 科学家们已经证明，在所有有记录可循的科学实验中，最强的幸福感标记存在于接受过强化同情训练的佛教僧侣的大脑中。

自我同情的故事：坚持 20 年训练的成果

20 世纪 50 年代，西弗吉尼亚州一个贫穷的煤矿小镇中有一个名叫玛格丽特（Margaret）的小姑娘。对于一个孩子的成长来说，这个地方的条件实在太过恶劣，以至于小玛格丽特在学会骑自行车之前就学会了如何在语言上和身体上与他人战斗。

过去，她急躁的脾气和对争论的热爱为她在大学辩论队中赢得了一席之地。然而，这也使她很难交到亲密的朋友。因为在和朋友的交谈中，哪怕是一点点的意见相左，玛格丽特都会把对方驳个体无完肤。

当她快 30 岁时，玛格丽特开始寻求沉静，于是便通过练习冥想以平息自己随时可能冒出来的暴脾气。她的导师帮助她看到自己内心的恐惧——在那些尖酸刻薄的言辞从口中迸出前的一刹那，自己其实感到多么惊惶。于是，导师建议玛格丽特试着在恐惧泛起的时候，给自己施予充分的同情。

这种做法彻底改变了她的生活。她感觉自己比之前好多了，以至于使她开始忧虑自己是否过度使用了自我同情这个护身符。导师否定的答案让她放下了担忧，她便开始用源源不断的自我同情滋养自己。从早晨睁眼开始，她便用爱和同情灌溉自己，直到晚上安心地沉沉睡去。无论吃饭、开车还是工作时，玛格丽特都会在心中默默祝福自己："愿你获得快乐，愿你获得安宁，愿你获得自由，愿你被深深的爱包围。"

20年后，玛格丽特成了一位享誉盛名的冥想老师。暴脾气从她身上一去不复返，更令人开心的是，她的学生把她描述成世界上最可爱、最富有关怀之情的慈悲者之一。

如果愿意投入练习，你能在生活中发展出的同情心是永无止境的（无论是对你自己还是对其他人）。造物主将你的身体和你的大脑设计成生来就能体察同情的精妙之物，越是用心投入滋养你的关怀回路，它将变得越发茁壮坚强。坚持你自己的善良和爱，将没有什么能够阻挡你习得一种全新的方式好好呵护自己。

3　自我同情看起来如何：生活片段和练习

在本章里，你将看到自我同情是如何在生活片段中呈现的。这些讲述生活片段的小故事都与自我同情会出现的问题紧密相连，通过这些小故事，你还能学到一些非常有用的练习。这些练习能帮助你了解自己的态度，而这些态度又密切地影响你的自我同情。当你对自我同情的含义有了一个清晰的认识时，你就可以着手准备，开始本书第二部分中的 14 天训练计划了。

用和善激励你自己

许多人可能会担心，如果他们停止对自己严加苛责，自己将失去成长和成功所必需的激励。然而，研究表明，事实正好相反。用和善（而不是苛责）来进行自我激励的人，更能够坚持不懈，并把失败当成学习的机会[7]。

自我同情的故事：马库斯的考试

马库斯（Marcus）是法学院的一年级学生，正在焚膏继晷地为期末考试做准备。毕竟，对从 10 岁起就以律师为人生目标的马库斯来说，如今成为一名法学院的学生是梦想成真。马库斯的成绩向来名列前茅。然而，他依然感到焦头烂额，因为他对考试的期待不仅仅只是拿一个漂亮的分数。

我们可以从以下几个不同的方面来理解马库斯。请注意分析以下回应中，自我批判和自我同情的区别。

|| 自我批判的回应

马库斯暗暗警告自己："千万别搞砸了。要知道，这可是你人生的全部指望，你最好现在别出什么幺蛾子。千万不能变成一个悲惨的失败者，一个只会哇哇哭泣的臭小孩，一个令人嘲笑的笨蛋。你必须搞明白所有知识，做好十全十美的准备，一点漏洞都不能出现。要知道，一旦存在某个漏洞，考试就一定会考到；一旦考到，你就一定会不及格。如果你不及格，你的人生就彻底完蛋了！要知道，考试不及格就意味着你永远也找不到工作，意味着你是个彻头彻尾的失败者，永世不得翻身！所以，现在！马上！起来给我学习去！没有借口！没有理由！"

评估一下你自己，在多大程度上会产生与此相似的想法。（0—100％）＿＿＿＿＿＿＿

‖ 自我同情的回应

马库斯与自己沟通："你害怕在考试中失败，这样的想法当然一点问题也没有。毕竟，你非常希望获得成功，希望成为一名优秀的律师，这对你来说很重要。所以，你的忧虑是可以被理解的。但是，无论情况如何，你的人生都可以过得非常美好。如果如你所愿，你成功当上了一名律师，那会很棒。如果没有，你也会找到其他热爱的兴趣所在。无论发生了什么，你的经历都能让你从中学习并获得成长。我知道，如果你全力投入，通过这些考试对你来说完全不成问题。我知道你能做到。我相信你。"

评估一下你自己，在多大程度上会产生与此相似的想法。
（0—100％）_____

对比这两类可能性的反应，你也许会认为马库斯在自我同情的策略下会感觉更宽慰，而严厉的自我批判则会在鞭策他努力学习方面作用更为明显。然而，研究表明，事实可能并非如此。

更为甚之，在马库斯漫长的人生中，他终将会遭遇一些将他的努力进程往回拉拽的挫折或不幸，我们每一个人都可能如此。批评，作为自我激励的手段，其实是让我们通过恐惧失败而努力争取成功，这可能会导致我们因为恐惧失败而回避许多挑战。因为害怕来自我们自己内心的批评，反而令我们成为面对挫折和挑战缩手缩脚，迟滞不前的懦夫。

我曾与许多才华横溢，天赋甚高的人一起共事，目睹了他们在令人麻痹的自我批判中日益失去了战斗的勇气，做着周而复始的工作以求稳妥。这样令人扼腕的情况屡见不鲜。他们害怕激怒自己内心的自我批评，害怕这头巨兽发出骇人的怒吼，于是便拒绝一切可能引起它暴怒的尝试。因为害怕失败，便会躲开一切可能会失败的事情，继而最终躲避一切新鲜事物，陷入机械重复的漩涡中。例如，"我不能允许自己渴望那个升职机会，假若我没有得到它，我会自责至死的。"

而在另一种情形中，马库斯运用自我同情来应对这种问题。从长远看来，这将是一个更好的策略，尤其是当他不得不面对生活中不可避免的困难时。即使是史蒂夫·乔布斯（Steve Jobs）和迈克尔·乔丹（Michael Jordan）这样的著名人物，一生中也会遇到许多大大小小的失败。面对这些失败，他们并非避而不谈，而是同样作为一生中光荣的勋章向世人说起。乔丹有一句名言，用来描述自己曾经历过的那些对整场比赛至关重要，人们寄予厚望，却因为他个人原因而成为遗憾的投篮失误瞬间："我可以接受失败，但无法接受放弃，这就是我成功的原因。"自我同情给予我们锲而不舍的勇气去坚持冒险，让我们能够勇敢地去面对生命中成败不明的未知，这样，我们便能够持续不断地有所学习，有所收获。事实上，有大量的研究表明，具有高水平自我同情的人能取得更多成就，因为他们能更好地在困难面前坚持下来，直到克服它。

对马库斯来说，和善的自我激励的一个重要部分就是意识到自己的价值并非完全来自于课业上的成功。不管他成功与否，他仍然可以感觉良好。这是一种态度，"你所做的事皆因你心之所向，而非苦苦自证价值的唯一方法"。

练习：玛丽莎的第一个马拉松

玛丽莎（Marisha）正在为她的第一次马拉松比赛进行最后调整。她接受了非常充分的赛前训练，所以她知道自己的身体已经完全进入了比赛状态。然而，在赛程进行到三分之二时，她的双腿却像灌了铅似的，变得越来越沉，这在之前的训练中从未发生过。她是多么渴望自己能够完成比赛啊。

她应该如何激励自己？

在这个练习中，你需要写下两种玛丽莎可以用来激励自己的方法。一种是运用自我批判的技术，另一种则是运用自我同情。这个练习将帮助你分清二者的区别。

|| 自我批判的回应

站在玛丽莎的角度，设想并写下她运用自我批评来激励自己的回应。例如，"不要软弱！"

_____

_____

_____

|| 自我同情的回应

　　站在玛丽莎的角度，设想并写下她运用自我同情来激励自己的回应。要注意的是，在这种情况中，玛丽莎接受自己正在苦苦挣扎的现状，但她运用了和善的自我激励作为回应来面对这种困难。例如，"我知道这很难，但你会熬过去的。"

_____

_____

_____

生活举步维艰时的自我同情

　　在我们生命中最需要同情的时候，就是失去（loss）、被拒绝

(rejection)、失败（failure）和其他不幸（misfortune）的时刻。问题是，我们并不总是有一个善良和关心他人的人在那些时候提供支持。然而，当我们自我同情的时候，这种关心和支持在我们最需要的时候就会出现在我们的内心。

我们都有过去的痛苦——那些发生在过去，却让我们至今依然心有余悸的与爱和同情隔绝的时刻。事实上，我们甚至可以把情感上的痛苦（emotional pain）定义为缺乏同情（absence of compassion）。因此，我们发展自我同情——产生对自己的同情的能力——是非常重要的，这样我们就永远不会完全失去这一重要的能量。在生活充满挑战的时刻练习自我同情，为我们提供了坚韧和力量的源泉。

自我同情的故事：杰克的约会

杰克（Jack）依然沉浸在与某位姑娘初次约会的甜蜜中回味无穷。她是如此令他心动不已，她是如此聪慧大方，又是如此幽默有趣，杰克感到与她的相处自在愉快极了。可是，当他向她提出第二次约会邀请时，她却迟迟没有回复。几个小时之后，他收到她的短信，"你真的是一个很好的人，可是我觉得我们还是不太合适。真的非常抱歉。"

让我们试着去想象一下杰克可能会如何苛责他自己，如何抱怨那位姑娘，又或者，会如何运用自我同情的技能进行回应。

|| 自我批判的回应

杰克心想："她理所应当不喜欢我。这是肯定的，毕竟是我太高攀了。我肯定是在约会时说了什么蠢话，或者她就是觉得我是个丑八怪。为什么我表现得这么差劲，我看起来蠢极了，弱爆了。我多么希望我能是另一个人啊。我讨厌我自己的样子。"

评估一下你自己，在多大程度上会产生与此相似的想法。(0—100％) _____

|| 批判他人的回应

杰克心想："你是在逗我吗，姑娘？你以为你是谁呀？她肯定脑子坏掉了。我打赌，她肯定是那种没有眼光的女人，从来只会被满嘴花言巧语、喝得醉醺醺的花花公子，或者有几个臭钱，天天显摆的蠢货迷得神魂颠倒，这样她才会觉得自己魅力无限。这样的女人，最后一定只能孤独终老。"

评估一下你自己，在多大程度上会产生与此相似的想法。(0—100％)＿＿＿＿＿＿

|| 自我同情的回应

杰克心想："我很失望，也很伤心。我真的希望能更好地了解她。当我的期待落空时，让自己感到悲伤是可以被允许的。我不需要刻意去消灭这种感觉。"他将自己的手放在心口的位置，感受自己的呼吸吐纳，吸气，呼气，吸气，呼气。他给自己留出一些时间，来充分体会自己的感受。当他的悲伤开始渐渐减轻时，他想："和她的关系没有继续发展下去，但这不能说明和她的约会是糟糕的。这个经历也许为我的未来提供了更好的可能性。我当然希望与她约会，但是生活也许为我们在前头作了更好的安排。"

评估一下你自己，在多大程度上会产生与此相似的想法。(0—100％)＿＿＿＿＿＿

通过阅读以上杰克运用自我同情的回应，我们会发现有几点
尤其具有可取之处：

- 他详细描述了自己的感受。与其强调他人带给自己的怒气，
  他意识到自己其实正在感受到伤心和失落。

- 他留给自己充足的时间和空间去体会自己的感受，而不是试
  图强行抹杀这种自然而然的感觉。这是一种自我接纳的形
  式。（见第五章练习2，介绍了如何在你的生活中更主动地创
  造这种空间）

- 最后，他使用了一些积极正面并充满鼓励的思维方式来重构
  自己的经历，使其在自己的心中变得更加充满希望。然而，
  在他试图转变自己的思维方式之前，他接纳并允许自己的一
  切感受顺其自然地存在着。

自我同情练习：萨莎的车

萨莎（Sasha）把车停在一个购物中心的停车场里。一小时后她返回取车时，发现后车门上被撞出了一个巨大的凹痕。她四处找了找，想看看肇事者是否留下便条说明情况，然而并没有。有人撞了她的车，然后就这么悄悄离开了。

萨莎会怎么回应？

|| 自艾自怜的回应

写下萨莎可能使用的自怜回应。在这种回应中，她并非责怪自己，但她觉得自己像个无助的受害者。例如，"为什么这总是发生在我身上？我一定是被诅咒的！"

_____

_____

_____

‖ 自我批判的回应

写下萨莎可能使用的自我批判回应。比如，"我真蠢！我怎么就没注意到旁边的车停得那么近呢。"

_____

_____

_____

‖ 自我同情的回应

写下萨莎可能使用的自我同情回应。比如，"为此感到难过并不是一件错事。无论你的感受如何，顺其自然也未尝不可。记住，你很安全，生命中依然有许多美好的事情在等待你。"

_____

_____

_____

擦除耻辱：对过往的自我同情

我们或多或少都背负着过往留给我们内心的伤痛。一些人称之为情感包袱，或是未决的难题。我的老师，释一行禅师，称它为苦难的种子，深埋于我们心灵的花园之中。

通过我的经验发现，自我同情在用于应对过往的创伤中具有强大的愈疗作用。如此，过往的苦痛将不再会是影响我们当下幸福的负担。

自我同情的故事：离婚的谢丽尔

尽管谢丽尔（Cheryl）已经离婚 4 年有余，但每当她思考离婚这个问题时，都充满了羞愧和自我厌恶感。她那段失败的婚姻曾持续了 8 年多，在那 8 年多的日子里，她和她的丈夫都对彼此产生了强烈的怨恨。起初，两人因为无法沟通，三不五时发生小冲突，渐渐地，两人的矛盾逐渐升级，最终演化为彼此对对方的愤恨和隔离。最后，她的丈夫提出离婚，她同意了。毫无疑问，在这段婚姻里，他们都令对方倍感折磨。

现在谢丽尔偶尔会去约会，但在她内心深处，依然难以抑制曾经的离婚经历给自己带来的未解决的痛苦。这种痛苦会一直阻挠她在一段新的恋情中获得安全和舒适的感受。她想要治愈这种痛苦，然后，重新开始。

让我们试着去想象一下谢丽尔可能会如何自我批判，如何抱怨她的丈夫，还是自艾自怜，又或者会如何运用自我同情的技能对过往的伤痛进行愈疗。

‖ 自我批判的回应

谢丽尔可能会想："我一定是有毒的。因为我没有与对方沟通的能力，就这样亲手毁了一段完美良缘。我整个人由内而外都烂透了。想都不用想，我一定会像毁了上一段婚姻那样毁了所有的新恋情。我能作出的最好选择就是孤独终老，这样我就不会把其他男人的人生一并毁了。"

评估一下你自己，在多大程度上会产生与此相似的想法。
（0—100％）_____

|| 批判他人的回应

谢丽尔可能会想："这都是那个臭男人的错。我没法相信，他怎么能这么对我。他毁了我们的婚姻，让我讨厌我自己。他浑身都充满了负能量，总是对我鸡蛋里挑骨头。我真的烦死他了。"

评估一下你自己，在多大程度上会产生与此相似的想法。
（0—100％）_____

|| 自艾自怜的回应

谢丽尔可能会想："天哪，为什么这一切会发生在我身上？难道我不配得到幸福吗？我究竟做了些什么，竟然获得如此可悲的下场？这世上的每一个人都拥有幸福的婚姻和快乐的家庭，而我却没有运气拥有这样大多数人都有的幸福。我的人生已经彻底毁了，我永远也不会再快乐起来了。"

评估一下你自己，在多大程度上会产生与此相似的想法。
（0—100％）_____

‖ 自我同情的回应

谢丽尔可能会想："我要宽容自己去释放情绪，在为自己的失去感到悲伤的同时不去计较究竟谁对谁错。我也许不太清楚我曾经的婚姻究竟是哪里出了问题，但我很明白，它让我切切实实地感受到了深刻的痛苦。我同样明白的是，现在的我，极度渴望被爱和同情紧紧包围。"谢丽尔充分满足自己所需的静思时间，去细细体味自己身体中所产生的"悲伤"这种知觉，同时，在此过程中，她并不会因被自己的故事细节绊住而六神无主。当婚姻逐渐走向尽头的那一幕在眼前重现，谢丽尔能清楚地看到，在那一幕婚姻生活场景中的自己，是多么地不被爱着，孤立无援。她这么对过去的自己说："我知道你现在强烈地感觉不被爱着，但是我爱你，而且我能看到你是如此特别和可爱。"她向过去的自己传递了浓浓的爱和同情，这都是那时的自己所最需要的一切。在几周持之以恒的每日练习后，谢丽尔发现自己不再害怕开展一段崭新的恋情。

评估一下你自己，在多大程度上会产生与此相似的想法。

(0—100％) _____

对谢丽尔来说，自我同情意味着接纳自己的感受，而又不被
自己的情绪牵着鼻子走。她充分包容自己身体中产生的悲伤知觉
（见第五章练习 2），这使得她不会被自己的故事和判断带得偏离
正轨。然后，她运用可视化练习（见第五章练习 4）来积极地向
自己传输同情。她想象在婚姻接近破碎的时候，爱和同情是如何
在她的生活中缺席的。接着，她用视觉化的方式表达了对过去自
己的同情，"我知道你现在强烈地感觉不被爱着，但是我爱你，
而且我能看到你是如此特别和可爱。"

自我同情练习：节食的安娜

从安娜（Anna）出生开始，她的大多数年华都在"超重"的
标签下度过。她一直认为只要自己下定决心就一定能成功减肥，
但是减不减肥其实对自己来说并没有非常重要。如果别人因为她
的外表而对她评头品足，那就是他们的问题。然而，一年前，安
娜的医生告诉她，由于过度肥胖，她可能有心脏病发作的危险。
为了安全和健康，她需要减掉至少 30 磅（1 磅约等于 0.45 千克，

下同）。节食和锻炼比安娜想象的要困难得多。在苦苦挣扎两个月却徒劳无功后，安娜终于放弃了减肥，同时找到了另一个医生。

然而自从那时起，安娜就对自己的体重感到非常羞愧。每当她吃东西，或是看到镜子中的自己时，来自她内心批评的声音就会斥责她是如此软弱和可悲。但她也不敢再去尝试节食减重，因为曾经的失败让她感觉实在太痛苦了。

从尝试可视化（visualizing）放弃节食那一天的自己开始，安娜希望治愈自己过去这段痛苦的经历。

安娜会怎么对自己说呢？

‖ 自艾自怜的回应

写下安娜可能使用的自怜回应。要记住，自怜的回应是知晓自己正在受到折磨，而在此设定中，你没有能力去改善这种情况。比如，"你会如此痛苦并不是因为你做错了什么。这是你悲惨的宿命，你对此无能为力。"

_____

_____

_____

|| 自我批判的回应

写下安娜可能使用的自我批判的回应。比如，"你真的软弱
而可悲极了。"

_____

_____

_____

|| 自我同情的回应

写下安娜可能使用的自我同情的回应。比如，"我知道情况
非常不妙，这令你害怕极了，也很难去面对。无论你怎么想都是
值得谅解的。你随时可以中止你的节食计划，停下来稍事休息，
你也可以在你准备好了之后再重新开始。我希望你能健健康康
的，但我不希望你会为此做一些令自己感到羞愧的事情。无论如

何，你都是一个值得被爱的人。"

_____

_____

_____

同情我们自己的每一部分

　　我们对自己不同部分的期待可能有所不同。我们可能希望赶走自己的抑郁症，或者改善我们的笨拙，或者让我们的急性子变得平和起来。然而，如果这种对成长和进步的渴望让我们憎恨当下弱小的自己，那就反而变利为害了。毕竟，希望改善自我弱小的现状和看到自己弱小现状后嫌恶自己有着很大的差别。一个是出于对自我成长的渴望，而另一个是残酷的自我拒绝。

　　自我同情的最深层含义是与我们自己的每一部分都有同情心。我们同情我们的焦虑，同情我们的孤独，甚至是我们的自我批评。这意味着每一种思想，每一种感觉，每一种行为都能被同情所接纳。事实上，当我们学会了对自己的部分感到同情时，我们就会发现，成长和治愈变得容易很多。

自我同情的故事：南希的焦虑

南希（Nancy）是一位40多岁的女性，她身兼编辑和母亲二职，这令她每天都在与自己强烈的焦虑感抗争。这么多年来，南希看过许多治疗师，也读过许多自助类型的书籍，却依然收效甚微——她的焦虑一直萦绕在心头，成为她难以摆脱的大麻烦。

她是如此焦虑，总在为一切忧心忡忡。无论生活中发生的好事坏事，都能让南希感到担忧。不管她如何努力控制住自己不去往坏处想，那些可怕的灾难总是一遍又一遍地在她脑海中演习着降临在她或她家人的身上——即使可能性微乎其微。

让我们一起来看看，南希可以如何运用自我批判或自我同情来应对她的焦虑。

‖ 自我批判的回应

南希可能想："我到底有什么毛病啊？我总是这样一次又一次的，用焦虑毁了我的生活。我真的很讨厌这样！停止焦虑！我真的太可悲，太软弱了。赶紧停下！"

评估一下你自己，在多大程度上会产生与此相似的想法。（0—100％）_____

‖ 自我同情的回应

南希可能想："我又开始担忧了，而我真的很希望自己能停止这一切。"她慢慢坐下来，将手放在自己心口，将注意力集中在自己身体的紧张感和躁动感上——这种注意力允许她只是单纯地觉察自己身体的感受，而不需去改变它。然后，通过可视化技术，南希看到了自己的祖母。她想象着在她与自己的焦虑抗争时，祖母会如何给予她爱和抱持的鼓励。她想象着祖母对自己说："无论你感觉如何，无论你怎么想，我都全心全意地爱着你。"通过几分钟这样的练习，南希马上感觉平静多了。

评估一下你自己，在多大程度上会产生与此相似的想法。（0—100％）_____

我们都不难与南希的自我批判回应产生共鸣。她对停止焦虑有着强烈的动机，因为她能清楚地意识到自己的焦虑是如何对她的家人和自己产生伤害的。这令她自责不已，却又无能为力。

幸运的是，南希发现自我同情对她来说是一种效果显著的解决办法。她从允许自己体察自己的身体感受开始（见第五章练习2)，通过将注意力集中在身体上，她开始能够不再不由自主地重复幻想那些可怕的故事，同样地，她也能够不需再与那个焦虑的自己顽抗。她只需要给予自己当下不良情绪足够的包容和接纳，便可以与之和平共处。

在经过几分钟自我同情的练习后，南希开始转用可视化技能进行自我愈疗（见第五章练习3)。她幻想着祖母向她源源不断地传递着爱与同情——祖母不但鼓励自己最强壮的部分，同样地，自己的恐惧和伤痛也被祖母的慈爱温柔地呵护着。这就是一个我们如何运用同情来拥抱苦痛的例子。

自我同情练习：杰瑞的愤怒

杰瑞（Jerry）是一名将近而立的男青年，在一家电商公司工作。在过去几年里，他意识到自己的愤怒正在逐步侵蚀他的人际关系和生活品质。他对顾客没有耐心，对同事没有耐心，甚至对最好的朋友也都如此。他在亲密关系中也变得越发缺乏容忍，已经有两段恋情因此夭折了。

杰瑞真的很希望能控制自己的脾气，然而他的许多尝试都事倍功半。杰瑞该如何应对自己的愤怒呢？

‖ 自我批判的回应

写下杰瑞可能使用的对他的脾气进行自我批判的回应。比如，"你到底有什么毛病？快停止继续表现得像个混球。"

_____

_____

_____

|| 自我同情的回应

写下杰瑞可能使用的自我同情的回应。比如，"当你开始想要发火时，我理解这是因为你正在承受折磨，你需要获得同情的抱持。经历折磨也是人生常态的一种。你只需要记得，在你感受到折磨的时候，给自己注入充足的同情。"

_____

_____

_____

第二部分
自我同情地图——按部就班的练习

4　自我同情地图导航
——发现适合你的练习

　　幸福可以习得，但需要练习。练习无可替代。

——理查德·大卫森教授

　　研究发现任何人都可以获得自我同情的能力，而唯一所需的就是练习的意愿。自我同情地图中那些具有体验性的练习课程能够引导你，提高你控制紧张情绪的能力，让你在面对生活的挑战时更加应对自如，放下自我批评和妄自菲薄，治愈过去留下的伤痛。

如果你每天抽出 30 分钟做这种练习，坚持 14 天，你会看到显著的结果（通常是改变生命般的变化）。自我同情地图非常珍贵，因为它就像一位经验丰富的老师在监督、引导你进行练习。无论你在练习当中遇到什么事，或者在某个特定练习环节中，自我同情地图都会根据这些情况将你引入最适合的练习。按照自我同情地图的指引，每个练习环节都是基于你所面临的特定困难和障碍的私人定制。

如何使用地图

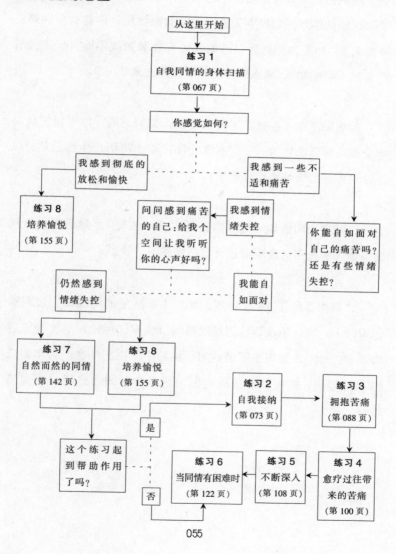

每次练习流程都始于地图顶部的练习1（详见第五章）。之后，根据你的个人经历回答地图上的一系列特定问题，比如，如果你开始训练时，觉得今天感觉非常放松愉悦，你将被引向第五章练习8。如果你注意到自己的身体有些紧张或不适（但还没有严重到不可控制），那么你将会被引向第五章练习2。

如果你愿意，在跟随地图进行整体练习之前，你可以把所有单个练习环节都体验一下。这会让你对整个流程产生熟悉感，以及让这些环节恰当地组合起来。

每轮自我同情训练流程都始于第五章练习1。然后根据自我同情地图的指引去发现最适合自己的练习。

如果你开始了14天计划，要用本章结尾的训练日记来跟踪记录以下内容：每次训练的持续时间（我建议每轮训练流程达到每天30分钟），使用了哪项练习，练习中发生了什么。当你完成14天计划后，你可以自己决定每天用多少时间去进行自我同情练习。

何时何地：开始练习流程的建议

你可以按照自己喜欢的任何方式开始训练流程，但这里有一些对大部分人都有帮助的建议：

- 尽量把练习流程安排在每天的同一时间开始，这能帮你创造节律感并且让练习更容易坚持下去。

- 尽量不要在练习结束后马上投入其他安排和约定。很多人发现练习会带来强烈的情绪体验，练习之后的平复时间很有必要。

- 设法让你的练习流程不被打扰，关掉手机，把所有可能让你分神的东西拿开。

- 社会支持会让练习变得容易，如果能让你的朋友或家人知道你正在进行练习，他们能为你提供激励或其他形式的帮助。也可以试试在网上寻找附近的冥想小组。关于社会支持，第六章至第八章会有更多参考内容。

- 这本书预留了一些空间，用于写下你在练习中的反应，但一两个练习流程结束后就该填满了，你可以使用分栏的纸或专用日记本来写下每次练习中的反应。

如果你感觉情感失控

这本手册中的练习有很强的作用，它们会带来激烈的情绪。通常，这是件好事，因为这意味着你能够体验更深层次的转变。但是，你也有可能被激烈的情绪所压倒，以致你不能再有效地进行练习。在练习的过程中，理想的状态是情感强烈但不失控。如果十成代表情绪失控的话，通常的建议是把情绪激烈程度控制在四成到八成：低于四成可能不足以引发真正的转变，高于八成会太强烈而不能有效掌控练习过程。

在练习过程中，如果你在任何时候觉得情绪失控，就直接跳到第五章练习7和练习8，稳定你自己，恢复安全感，或者干脆停下练习放松一下。下面列出的迹象表明你正处于情绪失控，而且不能有效控制情绪，所以，一旦发生以下情况，请立即停止练习：

- 心跳频率大幅提高

- 过度出汗

- 呼吸加速

- 胸闷

- 忍不住打战或发抖

- 感觉想啜泣

- 感觉周围环境变得不真实，或产生抽离感

- 恶心

- 混乱感

- 其他让你感到被情绪压倒的感觉

这些迹象说明你的身体和大脑的"战斗—逃跑"系统已经进入了冻结模式。当这种情况发生时，你需要立即找到安全和冷静的空间。

发现最佳平衡点

自我同情练习不应该变成那种每日例行事件，不应该是为了完成这件事而去做，或者为了事后感觉良好而不得不耐着性子做的事情。如果因为这种心态而使用自我同情练习，它可能并不会

起到预想中的效果。

相反，你应该尽量把练习视作是善待自己的过程。佛教轮回中有一种关于冥想的说法：做好开头，做好过程，就会得到好结果。我们在练习中感到释怀，就说明我们的练习是正确的，这就是做好开头。我们继续练习，即便强烈的痛苦袭来，我们也要以治愈的心态拥抱它们，这就是做好过程。然后，当我们意识到这些练习已经改变了我们的时候，我们感到愉快，这就是得到了你所期待的好结果。

如果你在练习过程中的感觉不像上面描述的那样，我建议你暂时中止练习，休息几天。之后，再尝试用新的视角重新审视自我同情地图，看看自己是否卡在了某一个练习环节上，但实际上另一个练习才是真正适合你的。

自我同情练习可以分为两个部分：

1. 培养愉悦感和同情感（第五章练习 7 和练习 8）

2. 拥抱苦难（第五章练习 2、3、4、5、6）

发现这两类练习的最佳平衡非常重要。如果你在第一类练习上面花费了太长时间而忽略了第二类练习，你会发现你体验到的转变会有一点肤浅。你可能学会了在孤独寂寞的时候找到内心的平静，但你那些更深层次的痛苦之源并没有得到解决。如果这些痛苦持续不断地席卷而来，你会发现自己不得不持续练习才能避免陷入困境。如果事情确实如此，你需要的是把精力集中在拥抱痛苦的练习上，用理解和同情去拥抱痛苦，从根源上扭转它们。

　　另一方面，如果你过分集中于第二类联系而忽略第一类，你的练习会让你感到精力耗竭，感觉就好像是你花了几个小时与自己的痛苦建立联系，但并没有真实的改变发生。这样的练习会让你觉得毫无兴致，就像每日例行任务。因为我们需要在自己的内心建立一个同情和愉悦感的蓄水池，这种积累起来的同情和愉悦就像是一种能量，它能够让我们状态满格地面对自己的痛苦。第五章练习 7 和练习 8 的目的就是帮助你填满愉悦感的蓄水池。

自我同情的评估问卷

你可以在 14 天训练计划开始前和结束后填写这些问题，根据前后两次的结果来评估自己的进步。第一个问卷测量你所经历的痛苦的强烈程度。自我同情拥有让你拥抱并转化痛苦的力量，因此你会发现自己的分数在练习结束后有所降低。如果你觉得练习有效果，你当然也可以把练习进行下去。

问卷 1：你的痛苦有多强烈？（圈中符合你实际情况的的数字）					
	从不	偶尔	有时	经常	总是
我感到沮丧。	1	2	3	4	5
我感到焦虑。	1	2	3	4	5
我感到气愤。	1	2	3	4	5
过去的痛苦和创伤对日常生活产生了消极影响。	1	2	3	4	5
我不喜欢我自己。	1	2	3	4	5
总分（把所有圈中的数字加起来，得到的结果填入右面的空格）					

问卷 2：你的自我同情有多强？（圈中符合你实际情况的的数字）					
	从不	偶尔	有时	经常	总是
我通过友好的方式来激发自己，而不是自我批评。	1	2	3	4	5
当感到痛苦时，我能够主动给予自己同情。	1	2	3	4	5
我相信，充满同情心的人在真正了解我自后，都会给我爱和接纳。	1	2	3	4	5
我知道如何运用同情来治愈自己过去的伤痛。	1	2	3	4	5
我会对自己不理智的部分保持宽容和同情。	1	2	3	4	5
总分（把所有圈中的数字加起来，得到的结果填入右面的空格）					

练习日记

　　每个练习流程都始于第五章练习 1。然后跟着"自我同情地图"的指引去发现最适合你自己的练习。利用这个日记跟踪记录自己练习的日期、长度、练习的类型，以及练习中的个人感受。如果可能，尽量为你的练习流程准备好每天 30 分钟、持续 14 天的日程安排。

第几天	日期	练习的长度 （单位：分钟）	练习类型 （1—8）	练习笔记
1				
2				
3				
4				
5				
6				
7				

第几天	日期	练习的长度 （单位：分钟）	练习类型 （1—8）	练习笔记
8				
9				
10				
11				
12				
13				
14				

5 练习

　　这一章节是详细的练习说明，它们会告诉你如何开展"自我同情地图"中的八个练习。

练习1 自我同情的身体扫描

自我同情训练中的每个阶段都从这个练习开始。这个练习能帮助你掌握自己当前的情绪状态，以及选择最合适的下一个训练步骤。

练习指南

将自己调整至舒服的姿势，你可以微眯或闭上双眼，让自己感觉最为放松。

1. 呼吸正念（Mindful Breathing）（3—10次呼吸过程）。将你的注意力集中在自己呼吸过程的生理机能上，专注于每次吸气和呼气过程。从开始到结束，请将注意力牢牢跟随每次呼吸吐纳。请不要试图有意改变你呼吸的方式，只需集中注意力去感受它最自然而然的样子。摒除一切杂念，抛开当下身边的一切，将注意力完全放在自己身上。放下过去，不想未来，让你的意念追随你的每次吐纳与秒针的每一次摆动起伏。重复此训练，直到你至少能从头到尾完全专注于 3 次完整的吸气—呼气过程。

2. 身体正念（Mindfulness of the Body）（至少 3 次吐纳，最多 5 分钟）。将你的注意力从呼吸慢慢扩展至你的整个身体。随着每次呼吸的起伏，你能感觉到仿佛自己的所有身体感官都从身体中解离出来，轻飘飘地浮在身体上方，而你的注意力正敏锐地观察着这一切。注视着自己漂浮的身体感官，你能发觉到自己的紧张与放松，发觉到自己沉甸甸的混沌和飘悠悠的迷离，发觉到自己一切最细微的知觉，此刻，这一切是多么清晰可见。逐步"扫描"你的整个身体，写下所有你发觉到的感官知觉。例如，"肩部的紧张""心底沉甸甸的压抑"或是"整个身体的躁动不安"。

身体扫描练习——问题集

现在，你体内的所有感官知觉都一览无余地呈现在你的面前，运用以下问题来决定你将如何开展下一步行动。

你是否觉察出自己身体中存在任何形式的不适感，如紧张、躁动、沉重等等？

➤ 否。如果你没有发现自己身体中存在任何形式的不适感——这说明你感到完全的舒适和放开——前往第五章练习8。这个练习将会帮助你增强你现在已有的愉悦感。

➤ 是。你是否觉得这些不适感令你濒临崩溃？你是否感到筋疲力尽？你是否能够持续暴露于这种环境中？

• 濒临崩溃。

如果你已经濒临崩溃，试着问问自己关于压力最大的部分，"你是否能够后退几步，让我有机会倾听和帮助你呢？"

➤ 如果这个方法奏效，请前往第五章练习2。

➤ 如果你依旧觉得不堪重负，请前往第五章练习7或练习8，这两个练习有助于你缓和自己紧张的感觉。

- 筋疲力尽。

这意味着你愉悦和同情的能量库储备不足。

➤ 如果这样，请前往第五章练习 7 或练习 8。

- 能够持续暴露。

➤ 如果你能坚持面对这些不适感，请前往第五章练习 2。

身体扫描练习——案例

以下几个例子将呈现身体扫描练习是如何进行的。这里，需要关注的重点是你的身体是否出现任何压力感，以及接下来如何运用上面的问题集决定你下一步行动。

奥伦（Oren）闭着双眼，专心地感受着自己的呼吸。他专注于自己身体中的吐纳和代谢，专注于每一次气息在鼻腔中的进入与释放。在 3 次呼吸后，他想象着自己的知觉已经完全扩展至整个身体的所有角落。随着这种知觉的逐渐深入，他能发觉到自己面部的紧张和内心的沉重感。他专注地呼吸几次，问自己："这种感觉是否令我不堪重负，濒临崩溃，还是我能坚持挺过去？"通过自我询问，奥伦发现自己依然能够承受这种程度的不适感，于是他便前往练习2寻求帮助。

当珍妮儿（Janelle）试图将注意力集中于自己的身体时，她觉察不到任何知觉感受。她问自己："我是否感觉放松和自在？"很明显，她并非感受如此，她只是什么都感受不到。接着，她又问自己："我是否感觉麻木？"马上，她发现自己就是这种状况。因为她没有感受到濒临崩溃，同样地，珍妮儿前往练习2寻求帮助。

乔安娜（Joanne）运用"自我同情地图"训练了一年多。她每天花30－45分钟，每周5－6天在此练习上。当她坐下进入冥想，将意识集中于自己身体时，乔安娜便会感到深深的放松和愉悦。运用10分钟的身体扫描，她可以看到自己体内是否有压力升起，也同样享受身体中呈现出的愉悦感。然后，她会前往练习8，加强她的愉悦感并使其更稳定地存在于身体之中。

当布鲁斯（Bruce）试着去专注于自己的呼吸时，却总是三心二意，难以静下心来。在几次呼吸后，他试着去关注自己的整个身体，却被自己的惊恐压得喘不过气来。当他试图去描述自己的感受时，却感觉整个人被弹出了练习的情境之外。布鲁斯知道，这种事情在他试图进行身体扫描时时常发生，所以他并不会为此感到忧虑。他便会跳过卡住自己的部分，前往练习 7 去平复自己的躁动感。

现在，当你根据本章的练习指南完成练习时，运用身体扫描练习问题集来帮助自己决定下一个步骤。

练习 2　自我接纳

通过自我接纳（Self－Acceptance）练习，你能够完全地观察到自己身体中产生的一切知觉，或是浮现在你脑海中的一切意识。你要学着用同情和专注去抱持这些身体感觉（bodily sensations），而不是在与其对抗的角力斗争中苦苦挣扎，或是被它们扼住咽喉而失去对人生的掌控。无论你的身体感觉是愉悦、不适还是中性的，你都应当用开放的悦纳心欢迎它们出现在你的生命中。

当你一旦运用同情和悦纳发展出抱持一切想法和身体感觉的能力，你将会发现，你不再受制于自己的负面想法和情绪。这些负面信息就如穿肠酒肉来去无痕，丝毫不能干扰你内心的平静。

有两种类型的自我接纳：

1.　身体正念（Mindfulness of the Body）：我们心怀悦纳来关注

自己身体的所有感知觉。无论愉悦、不适或是中性，我们允许一切感知觉在它们所属的时间里生成和消亡。

2. 思维正念（Mindfulness of Thoughts）：我们觉察到自己的思绪在脑海中来来去去。我们既不会五体投地地膜拜信仰它们，也不会面红耳赤地与其辩驳试图将它们证伪。我们清楚地辨识到，它们只是我们脑海中存在的想法，我们允许一切思绪在它们所属的时间里生成和消亡。

身体正念

在本练习中，我们将我们的情绪作为身体感觉的一种。身体感觉和思维意识都与我们的每种情绪息息相关。比如，当你感到恐惧，你的身体也会有很大一部分同时出现不同类型的不适感（也许你会感到喉咙变紧、胸口闷得慌或是身体无法抑制地战栗）。在本练习中，我们着重学习如何将注意力集中在觉察自己的身体感觉上。运用本练习在你身上稍做实验，看看是否对你起效。

‖ 身体正念练习——小窍门：正念的各个阶段

我的师父释一行禅师用一幅画面向我们描述身体正念，那就宛如一个母亲倾注自己所有温暖和慈爱，拥抱她小小的新生婴儿。这里，我们将学习如何用这样的温暖和慈爱拥抱我们生命中经历过的一切。尽管，这也许很困难，尤其是在我们训练刚刚开始的时候。

对我们中的许多人来说，也许我们能尽最大的努力容忍自己不适的身体感觉。在漫长的人类文化中，人们运用了各种各样的方法试图避免或与其作斗争，诸如分散注意力或是药物成瘾等形式，这些缓解或祛除身体病痛感的方法层出不穷。现在，假如我们愿意对自己的身体付出更多耐心进行了解，那么容忍自己身体的不良感受便是一个巨大的进步。

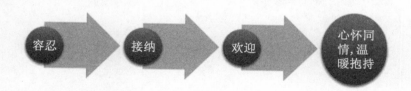

容忍 → 接纳 → 欢迎 → 心怀同情，温暖抱持

运用如上图表，可以帮助我们思考正念训练是如何随着时间进程逐步深化的。我们可能从仅仅"容忍"自己的身体感觉开始，假以时日，我们会渐渐发展出"接纳"。我们也许会想，"我不需要试图消灭这种感觉，即使它们存在，我也感觉不算太差。"随后，我们便能够"欢迎"自己的感觉。这个时候，我们也许会想，"你好呀，我的怒火。我在此恭候你的到来，并愿意用心对待你。"长此以往，我们便终将学会满怀温暖和爱意来拥抱自己的感觉。此时，我们会想，"亲爱的悲伤，我看到你降临到这个世界上。我很高兴能够照顾你，关怀你。"

|| 练习指南

将自己调整至舒服的姿势，你可以微睁或闭上双眼，让自己感觉最为放松。

将你的注意力集中在自己的身体感觉上。尤其注意你的面部、头部、胸部和腹部。

➤ 你的身体是否感到紧张？
　　□是
　　□否

如果选"是"，请指出具体位置＿＿＿＿＿＿＿＿＿＿＿

➤ 你的身体是否感到放松？
　□是
　□否
　如果选"是"，请指出具体位置＿＿＿＿＿＿＿＿＿＿＿

➤ 你的身体是否感到沉重？
　□是
　□否
　如果选"是"，请指出具体位置＿＿＿＿＿＿＿＿＿＿＿

➤ 你的身体是否感到轻盈？
　□是
　□否
　如果选"是"，请指出具体位置＿＿＿＿＿＿＿＿＿＿＿

➤ 你的身体是否感到灼热？
　□是
　□否
　如果选"是"，请指出具体位置＿＿＿＿＿＿＿＿＿＿＿

➤ 你的身体是否感到凉爽？

　　□是

　　□否

　　如果选"是"，请指出具体位置＿＿＿＿＿＿＿＿＿＿

➤ 你的身体是否感到躁动不安？

　　□是

　　□否

　　如果选"是"，请指出具体位置＿＿＿＿＿＿＿＿＿＿

➤ 你的身体是否还有其他感觉？

　　□是

　　□否

　　如果选"是"，请指出具体位置＿＿＿＿＿＿＿＿＿＿

　　现在，看看你是否能够接受这些感觉逐步增强，直到达到顶峰。允许你自己去完全充分地感受它们的全部，而不试图去做任何改变。这个练习的目的是，不去消灭你身体中任何的不适感。与之相反，你是在允许自己用开放和接纳的心态，感受一切你体内产生的感觉。这些感觉可能会增强，变异为其他感觉，或是保持原样。你所需要做的，便是站在自己感觉的身旁，观察它们、体会它们。你也许会对自己说："我能心平气和地体会自己此刻的身体感觉。我能够承受它们达到顶峰，也能接受它们逐渐消亡。我不需要为它们努力与自己抗争。"写下你觉察到的一切。比如，"我心头的紧张感开始逐渐松弛"或是"我胃部的压迫感变得更强烈了"。

_____

_____

_____

当你开始密切关注自己的身体感觉，你将会觉察到你身体和意识中出现的各种不同形式的回应。

➤ 如果你的意识使你分心，让你无法保持对自己身体感觉的持续关注，不要试图去压抑或与之抗争。前往下面的思维正念练习。

➤ 如果你的身体感觉逐渐变得强烈，以至于使你感到不堪重负，前往第五章练习 7 或练习 8。

➤ 如果你的身体感觉逐渐增强、减弱或是新的身体感觉开始产生，继续身体正念练习。

　　将你的全部注意力集中在你的身体感觉上。伴随每次呼吸，用心感受自己身体中产生的所有感觉。如果你身体中产生的感觉是令人愉悦的（如放松、温暖或开放），那么，就充分享受吧。如果产生的感觉让人并不愉悦（如紧张、躁动或沉重），试着用开放接纳的心态去抱持它们。充分感受，并允许你的身体感觉顺其自然。要相信你身体中产生的一切感觉都是合理的，看看你是否能允许自己开怀接纳这一切。你可能会对自己说："不管你的身体中产生什么样的感觉都是合理的，无论这些感觉让你感到愉悦、不适或是毫无变化。我并不需要试图去改变什么。我需要做的就是保持心态开放，并用心感受生活赠予我的一切。"持续本练习5－10分钟。当你感受到任何变化时，写下来。

_____

_____

_____

|| 身体正念练习——问题

在几分钟这样的练习后，你的疼痛或不适感依然存在，还是彻底消失了？

➤ 依然存在。前往第 5 章练习 3。

➤ 消失了。前往第 5 章练习 7 和练习 8，加强你的愉悦和幸福感。

|| 身体正念练习——案例

奥伦（Oren）完成了一套自我同情身体"扫描"后，觉察出自己存在面部的紧张和心口的沉重感。于是，他前往身体正念练习，给自己留出充足的时间和空间让自己感受这种"紧张感"和"沉重感"。当他将注意力集中在自己身体上时，这些感觉变得更强烈了。奥伦并不感到忧虑，因为他知道，自己并不需要努力将其消灭，他只需让自己充分感受它。在大约 10 次呼吸后，他开始对自己说："感受到这些让我感觉还行，我能接受它们顺其自然地发展。"然后，他感受到自己的"紧张感"和"沉重感"都开始慢慢释放，变得轻松起来。他告诉自己："这些感觉在逐渐消亡，这是件好事。如果它们卷土重来，也没有关系。我将怀着开放的心态迎接我身体产生的一切感觉。"10 分钟的练习后，奥伦感受到了内心深层次的平和。

思维正念

我们大多数人都会认为，自己的想法是正确的，这显然有些疯狂。当我们回首四顾，就会轻易发现，自己曾经的想法和认知其实都并不那么准确。然而，我们却依然相信，自己脑海中蹦出的下一个想法一定是对的。

思维正念有助于我们发展出更合理的思维模式，我们可以依赖这种思维模式，产生更多理性和脚踏实地的想法。在现实中，无论清醒还是沉睡，每天在我们意识中产生的念头不计其数。这些意识会逐条分析每天发生在我们身上的事件，并对其进行标注评论，甚至对这些标注评论再进行标注评论。这种现象一点儿也不奇怪，这就是我们的意识本身的职责之一。

可是，如果我们将自己的"想法"（thought）当作"事实"（fact）来对待，那么问题就产生了，尤其是那些在我们的意识获取足够完整的信息前就产生的片面想法。试着想象一下，如果你的意识在你足够了解某事物前就对其下了不公正的判断，该是多么令人遗憾的事啊。这种因为不公正"想法"而导致的后果，可能会产生许多不同程度的影响，甚至会影响我们生活的正常运行。

运用思维正念技术，我们会学到"想法"就仅仅是"想法"——不增不减。它们是获得信息的重要来源——但是，这些信息很有可能经过添油加醋的。

有许多方法能帮助我们进行思维正念的训练。本教程的目的旨在帮助你，当强烈的想法打扰到你的身体正念练习时，将注意力拉回你的身体。

|| 练习指南

将自己调整至舒服的姿势，你可以微睁或闭上双眼，让自己感觉最为放松。

当你在进行身体正念练习时，脑海中突然出现的念头可能会让你对自己的身体感觉难以保持专注。当这种情况发生时，你的首要任务是觉察自己产生了一种念头，并且它只是个"念头"。不要试图与其抗争，或是试图赶跑它。觉察出它只是个念头，并且允许它停留在脑海中，或是自行消散，然后将注意力拉回你正在进行的身体正念练习中。

|| 不同的念头在练习中的作用

不同类型的念头对不同类型的练习起到不同的作用。以下是一些例子：

- 厌恶（Aversion）对身体感觉的作用。比如，你正在尝试对自己身体的紧张采取开放的态度，而此时一个念头冒起，"我讨厌这种紧张。"

  ➤ 你可能对自己说："我当然可以讨厌这种紧张，这种念头一点也不奇怪。这种'我讨厌这种紧张'的念头存在于我的脑海之中是完全可以容忍的，同理，让这种紧张感此刻存在于我的身体之中，也是可以接受的。"当这种类型的念头突然冒出时，对自己进行充分的共情，怀着理解的心态去看待会产生这种念头的自己是大有裨益的。比如，你可能会说："我是可以去讨厌这种紧张的，这是一种自然而然的想法。"然后，看看自己是否能够在允许这种念头在脑海中停留的同时，允许这种感觉在身体中停留。这二者同时在你身上发生，所以，你需要能够同时接纳这二者此刻在你身上停留。

- 厌恶对正念练习的作用。比如，"这个练习对我毫无帮助。"

➤ 我们中的许多人，已经逃避自己的感情很久很久了。当我们对自己终于有所了解之后，也许会发现，其实无穷无尽的痛苦一直在对我们虎视眈眈。你也许会说："让我们停止思考这些可怕的东西，做些令人愉快的事吧。"在这种情况下，你同样需要关注自己可能产生的另一种想法："你当然不喜欢这样。你喜欢那些令人愉快的事物，这是人之常情。"然后，你可以轻柔地告诉自己，如果你能满怀爱意抱持自己的苦痛，这个练习便能够将你引领入幸福之境。这时，你便可以说："苦痛是我人生的一部分，我愿意照顾好它。"

- 与你当前感受无关的念头。比如，"啊，别忘了买洗洁精。"

  ➤ 这些与当前感受无关的念头，可能是你的意识在反复确保你不会忘的一些重要的事情，或者，仅仅是一些随机跳出的突发想法。其实，这些念头可能是你的意识开启的保护机制，让你躲避自己正在感受的苦痛，或者，这仅仅是你正常意识流中的一个小水花。当这种情况发生时，你需要觉察出自己产生了一种念头，并且它只是个"念头"，然后将注意力拉回你的身体感觉中。如果这是你的意识在提醒你不要忘记某事，你可以暂停几分钟，将这个重要事件在遗忘前记录下来。如果这是你的意识在你感受苦痛时产生的自我保护，就将它作为一种"厌恶对身体感觉的作用"，如上面的例子所示——允许这种毫无关联的念头产生的同时，允许你正在体验的情绪共存。

- 你的一些想象。比如，"我知道我就要被炒鱿鱼了"或者"我希望她能够爱上我"。

  ➤ 这些类型的念头可能会让你感到非常棘手。通常，这些想象的内容并不完全源于现实。比如，最近你和你的女儿大吵了一架，你也许会想，"她恨死我了"或者"我真是个冲动的傻瓜"。当这些念头产生时，我们需要做的，仍然是顺其自然，不去与之抗争，也不去赶跑它。然而，有一种方法也许会改善这种情况，那就是你对自己说："我有一个念头，它也许是正确的，也可能是错误的。我不需要在当下立马判断它的对错，我只需要顺其自然，接受现在发生在我身上的一切。"我们都会时不时冒出这样那样光怪陆离的念头，但你一定要知道，内心的自由与平和其实与这些念头并行不悖。想要获得波澜不惊的心境，重要的并不是摒除心中一切欲念，而是接纳它们纷纷扰扰的同时明辨其是非，从而真正掌握自己的内心。

|| 思维正念——问题

在你运用正念技术了解自己的思维后，你是否能够将自己的注意力集中回你的身体感觉上？

➤ 如果你认为"是"，回到身体正念。

➤ 如果你认为"否"，继续前往练习 3。

练习 3　拥抱苦痛

当你体验到同情的感觉时，你大脑中的关怀回路会释放催产素和天然麻醉剂，这能够极大地减少各种形式的精神痛苦（以及许多形式的身体痛苦）。在这个环节中，我们将练习使用你大脑中的关怀回路来缓解压力、焦虑、抑郁和其他负面情绪。

拥抱苦痛（Embracing Suffering）的练习在你进行过数分钟自我接纳练习后开始，效率最高。从练习接纳自己所有身体感觉和思维开始，不去试图以任何形式改变它们，你获得了内心的平和。这种深层次的接纳就是孕育同情的最肥沃的土壤。

每个人都会经历苦痛和磨难，没有人能够逃避它们。我们在人生各个阶段都有可能会经历失去、挫折和焦虑；我们同样深知孤独、悲伤和愤怒的滋味。然而，大多数人可能从没听说过运用同情来拥抱自己的苦难，因此，也就从未经历过破茧成蝶的蜕变——看那苦痛，在同情的抱持下，转化成为平和与谅解。这就是本阶段练习的意义所在。

大体说来，拥抱苦痛有两种类型：

1. 从某个重要他人处获得同情（Receiving compassion from someone else）：我们试着来描绘某个重要他人的形象——一个我们认识的人，一个虔诚的信徒，一只可爱的小宠物，或者甚至是一幅大自然的图画——可视化它们深爱并接纳我们的样子。它们可以通过任意让你印象深刻的方式表达对你的同情，比如拥抱你，说些温暖熨帖的话，或者仅仅是温柔地注视着你。这个练习最重要的部分就是，这些"重要他人"在你正在承受磨难的时候，向你传递着它们源源不断的同情。

2. 向自己传递同情（Sending compassion to yourself）：你觉察到苦痛正发生在你的身体和意识中，于是，你便坚强地向自己传递同情。你也许会对自己说些温暖熨帖的话，将手放在自己胸口，或是用双臂将自己紧紧包围。你能够想象一股蕴含同情的能量直达你身体中饱受苦痛折磨的地方。再一次，你通过对自己最意义深重的方式，向自己传递了爱和关怀。

从某个重要他人处获得同情

以下例子呈现了运用同情来拥抱苦难的第一种类型。

|| 练习案例

蒂娜（Tina）将双手捂在心口，沉重的孤寂感渐渐变得越来越明晰。她能感觉到这种孤寂感具体地变成压在胸口的重量，和胃里一阵又一阵的恶心。几次平静的呼吸后，蒂娜并不试图改变这些感受，并通过可视化技术想象她的祖母。她让祖母的形象在脑海中非常清晰地呈现，随之便迅速感受到了身体上如释重负的感觉。通过可视化技术，她看到祖母一遍又一遍地和自己说话。每重复一次，蒂娜都会感到自己身体中的苦痛消融一点，直到她完全获得平和与安宁。

|| 练习指南

将自己调整至舒服的姿势，你可以微眯或闭上双眼，让自己感觉最为放松。

　　在上面的自我接纳练习中，你能够觉察到身体中存在的苦痛。无论这种压力以什么形式存在——无论它是愤怒、恐惧、悲伤、沮丧、孤独、紧张、身体上的沉重感还是其他任何形式——你都能觉察到它们的存在。在本练习中，与之前的练习相似，你无须试图赶走这些苦痛。你仍然需要保持脚踏实地的心态来接受你自己，接受你正在经历的一切。请描述一下你现在正在经历的痛苦。

_____

_____

_____

　　现在，试着来描绘某个重要他人的样子——一个我们认识的人，一个虚构的、你所信仰的形象，一只可爱的小宠物，一个虚构的角色，甚至是一幅大自然的图画——可视化它们深爱并接纳我们的样子。它们可以通过任意让你印象深刻的方式表达对你的同情，这些"重要他人"在你正在承受磨难的时候，向你传递着它们源源不断的同情。写下你选择的重要他人：

_____

（注意：如果你不能想象出任何对你充满爱与接纳的重要他人，请前往练习4）

现在，将注意力集中在这个重要他人身上，让其形象清晰具体。有些人会在他们难以掌握可视化技术的时候，运用相片或是其他真实存在的物品来帮助自己形成清晰具体的重要他人形象。想象他们此刻，在你正在承受磨难的时候，是如何怀着爱与接纳，向你传递着源源不断同情的。注意此刻你产生的身体感觉。

> 你的身体是否感到放松？
  ☐是
  ☐否

> 你的身体是否感到紧张？
  ☐是
  ☐否

> 你的身体是否感到轻盈？
  ☐是
  ☐否

➢ 你的身体是否还有其他感觉？

□是

□否

如果选"是"，请指是什么感觉_____

（注意：如果你觉察出紧张或者其他形式的压力在你的身体中存在，请前往练习6）

现在，将注意力集中在这个重要他人身上，让你身体中积极正向的感受逐渐顺其自然地增强。这些"重要他人"可以通过任意让你印象深刻的方式表达对你的爱与接纳。将你的注意力集中在自己积极的身体感觉上，并试着对你自己说："拥有这种感受是好的。我可以让它顺其自然地增强。"

（持续1—3分钟）

现在，想象你可视化的重要他人对你说下述的话语，如果你觉得以下话语对你来说用处不大，你同样可以自由使用其他你认为有用的话语。

- 愿你快乐。

- 愿你健康。

- 愿你平安。

- 愿爱与你相随。

想象这个重要他人对你重复数次这些话语，并且允许你身体中积极正向的身体感觉顺其自然地增强。写下这些正向的身体感觉是否增强，或是以其他任何形式改变了。

➢ 感到增强
  □是
  □否

➢ 感到有变化
  □是
  □否
  如果感到有变化，请描述其是如何变化的。

_____

_____

（持续本练习 5－10 分钟）

向自己传递同情

将自己调整至舒服的姿势，你可以微睁或闭上双眼，让自己感觉最为放松。

在上面的自我接纳练习中，你能够觉察到身体中存在的苦痛。无论这种压力以什么形式存在——无论它是愤怒、恐惧、悲伤、沮丧、孤独、紧张、身体上的沉重感还是其他任何形式——你都能觉察到它们的存在。在本练习中，与之前的练习相似，你无须试图赶走这些苦痛。你仍然需要保持脚踏实地的心态来接受你自己，接受你正在经历的一切。请描述一下你现在正在经历的痛苦。

_____

_____

_____

现在，将你的手捂在心口，或者脸颊一侧，或者任何你觉得舒适的地方。看看你是否能够在此刻，将爱和同情的能量传递给自己，将注意力尤其集中在你身体感觉正在承受苦痛的地方。你也许会对自己说："我看到你正在承受苦痛，我就在这里陪伴着你。"当你以这样的方式进行练习，注意此刻你产生的身体感觉。写下你注意到的身体感觉：

➤ 你的身体是否感到放松？
　　□是
　　□否

➤ 你的身体是否感到紧张？
　　□是
　　□否

➤ 你的身体是否感到轻盈？
　　□是
　　□否

➤ 你的身体是否还有其他感觉？

☐ 是

☐ 否

如果选"是"，请指是什么感觉_____

（注意：如果你感觉到，此刻这个练习对你没有帮助，请前往练习4）

继续将你的注意力集中在自己积极的身体感觉上，并且允许你身体中积极正向的身体感觉顺其自然地增强。

（持续1－3分钟）

现在，想象你对自己重复说数次下述的话语，如果你觉得以下话语对你来说用处不大，你同样可以自由使用其他你认为有用的话语。

- 愿你快乐。
- 愿你健康。
- 愿你平安。
- 愿爱与你相随。

写下这些正向的身体感觉是否增强，或是以其他任何形式改变了。

➤ 感到增强

　　□是

　　□否

➤ 感到有变化

　　□是

　　□否

如果感到有变化，请描述其是如何变化的。

_____

_____

_____

（持续本练习 5－10 分钟）

‖ 练习问题

你是否在进行了以上练习之后，自己积极正向的体验得到了增强？

➤ 如果你觉得"是"，在你为这个培训课程安排的剩余时间里继续做这些练习。

➤ 如果你觉得"否"，请前往练习 4。

练习 4　愈疗过往带来的苦痛

　　想象有一棵 100 岁的树，我们能够看到它内部的年轮，看到里面记录着曾经有一棵 50 岁的树。我们可以数一数年轮，然后准确地指出这棵百岁树的内部哪一条年轮代表的是它的 50 岁。同样，我们可以在这棵百岁树里，找到 20 岁的树和 10 岁的树的痕迹，这些都真切地存在于百岁树的年轮中。

　　对我们来说也是一样。我们所有的经历，都会通过神经网络连接的形式记录在我们的大脑中。过去的经历仍然对我们有这样或那样的影响，其实是因为在那段经历中所建立的神经网络连接仍然切实存在于我们的大脑中。也许有一天，大脑成像技术会变得足够精确，以至于我们能够确定大脑中某些特定经历的精准储存位置，比如 5 岁大的时候被一个哥哥羞辱的经历，或者 10 岁大的时候被邻居家的狗咬伤的经历。

　　这就是为什么我们可以治愈自己的过去。我们不能改变过去所发生的一切，但我们可以改变它对我们的影响。关于树的年轮的比喻，是为了说明现在的我们是如何获取关于过去的经历的——因为它的印记仍然留在我们的心中，我们可以解读这些经验是如何存储在我们的大脑中，并且改变它们。

事实上，神经科学家已经证明，改变过往伤痛的关键是，在体验同情的同时与疼痛相接触。这会触发你大脑中一个叫作记忆重组（memory reconsolidation）的过程，它会改写你对过往经历的情绪反应。你的记忆不是被抹除了，它只是简单地被改动了一下，这样就不会造成痛苦了。

为了实现这种深层次的转变，我们需要做的，就是去触碰过往的伤痛，并感受我们对自己的同情——这两者需要同时进行。

- 只唤起痛苦却不带着同情心，那就像不断地拷问自己，只会使痛苦变得更糟。

- 而充满同情却不去触碰痛苦，就像做第五章练习 7 或练习 8 一样，它可以建立快乐和调节情绪，但练习者得不到任何转变。

- 将痛苦和同情结合在一起才会导致深刻的变化。

本练习的目的就是要愈疗和转变你过往的苦痛。

|| 练习愈疗过往带来的苦痛——案例

在达雷尔（Darrel）还是个孩子的时候，他受到过父母的情感虐待。而他现在正遭受着不安全感和自我批评的折磨。随着他开始采用这种练习，他允许自己与那种不安全感建立连接，这会使他产生一种退缩和想哭的感觉。他做了几次深呼吸，体会着这种感觉——什么都不做，只是让自己去感受它。然后，他对这种感觉有了一种之前从来没有过的反响。他记得自己很小的时候（他的印象里大概5岁左右），他的父亲冲他大喊大叫，而他的母亲却丝毫不理睬他。当他回想起那个情景时，他身体里的感情就变得更加强烈。

现在，达雷尔想象自己站在这个悲伤而孤独的5岁男孩的旁边，他感到一种怜悯之心涌上心头。达雷尔对小男孩说，你是完美的，你的父母之所以是这样，是因为他们还没有学会如何善待任何人。达雷尔想，这不是小男孩的错，他对男孩说自己非常爱他，想帮助他。这个男孩似乎放松了一些，达雷尔花了近一个小时的时间来感受现在的自己与当年还是一个小男孩的自己之间的联系。当他结束练习的时候，他注意到自己内心得到了一种很深刻的平静感。

|| 练习指南

将自己调整至舒服的姿势，你可以微睁或闭上双眼，让自己感觉最为放松。

觉察你身体中此时此刻所存在的苦痛。无论这种压力以什么形式存在——无论它是愤怒、恐惧、悲伤、沮丧、孤独、紧张、身体上的沉重感还是其他任何形式——你都能觉察到它们的存在。在本练习中，与之前的练习相似，你无须试图赶走这些苦痛。你仍然需要保持脚踏实地的心态来接受你自己，接受你正在经历的一切。请描述一下你现在正在经历的痛苦。

_____

_____

_____

当你一旦感受到你的身体正在经历苦痛，问问你自己："我是什么时候第一次切切实实地感受到，这样的感觉存在于我的身

体之内的?"你无须非要答对它第一次出现的准确时间，只需要
回顾你所能记起的第一次就好。写下一段你脑海中出现的，关于
那段特定记忆或是大概时间的简短说明。

_____

_____

_____

（注意：如果你开始感到不堪情绪重负，请前往练习 8）

    用可视化技术将自己处在记忆中的年龄的场景描绘出来。不
要可视化自己处在创伤当中的场景，而是只描绘那个年纪的自己
而已。你还是当前的你，正在注视着过去的自己。在这个场景中，
没有其他人在场。看着你过去的自己，并且认真观察你过去的自
己呈现出的面部表情。留心觉察你此时产生的身体感觉，和现在
的你想对过去的自己所说的话。写下这些感觉和你想说的话。

_____

_____

_____

（注意：如果你的感觉或语句是充满关怀或富含同情的，那么，就继续这个练习。但是，如果你感受到对过去的自己充满愤怒、责怪或是漠不关心，则前往练习6）

现在，向过去的自己表达同情。你可以谈谈你的感受，或是以其他方式与过去的自己进行互动。告诉过去的自己，他是可爱的，并且不应当承受这样糟糕的对待。或者，你也可以想象其他具有极强同情象征意义的某人来对过去的自己表达他们的爱。用心留意过去的自己是如何做出回应的。他是否接受了这份感情？他看起来是否充满防御或对抗？写下对于你们互动的简短描述。

_____

_____

保持与过去的自己进行的对话沟通，直到你确保他可以接受你的同情。然后用任何你觉得强而有力的方式继续表达你的同情。用心觉察你在表达自己的爱的时候，所出现的身体感觉。

（持续进行本练习5—20分钟）

继续可视化过去的自己，试着对他或她说如下语句。如果你觉得以下话语对你来说用处不大，你同样可以自由使用其他你认为有用的话语。

- 愿你快乐。
- 愿你健康。
- 愿你平安。
- 愿爱与你相随。
- 毫无疑问，你绝对是可爱的。
- 你不该被虐待。

如果这些语句让你的同情体验得到增强，那么，继续进行本练习5—10分钟。如果没有的话，用你自己的方式，向过去的自己表达你的爱。

|| 练习愈疗过往带来的苦痛——问题

在进行本练习过程中，你是否觉察到身体中产生了强烈的积极正向的感受？

➢ 如果你认为"是"，在你为这个培训课程安排的剩余时间里继续做这些练习。

➢ 如果你认为"否"，请前往练习 5。

练习5 不断深入

尽管爱意倾注能够愈疗和化解创伤，但有时我们需要做一些更深层次上的努力。

当一个婴孩大声啼哭，若此时母亲满怀她全部的关注与同情将婴孩抱入怀中，这个孩子便能很快感到安全和舒适。然而，有些时候，仅仅是充满爱意的关注是远远不够的。如果这个婴孩仍然号啕不止，那么，父母就需要试着去找到孩子究竟是哪里出了问题。宝宝是饿了，尿了，困了，还是哪儿不舒服了？这是一个积极探究婴儿痛苦原因的过程。然后，一旦父母理解了原因，他们自然会采取行动着手解决。正念练习和安抚婴孩一样，也是这么一个过程。

有时，我们满怀同情地拥抱自己的苦痛，仅仅是为了能够觉得好受些。然而，在许多其他时候，我们的苦痛有许多深层次的原因需要我们去关注。在这些时候，我们需要采取积极主动的自我调查，以深入了解我们苦痛的根源。在获得新的理解之后，我们就可以采取最有效的行动来解决这个问题。

深入了解自我的三个主要方法如下：

1. 倾听身体中的苦痛。苦痛，作为一种身体感觉，和我们朝夕相处，有着千丝万缕的联系。如果在我们满怀接纳与同情地将苦痛拥抱后觉察不到任何改变，那么，我们就应该开始问问自己的身体感觉，它们究竟需要我们倾听什么。当你的苦痛主要与身体感觉相关联时，本练习将能为你提供有效帮助。

2. 倾听过去的自我。我们若是不能斩断前事，与过去的自我藕断丝连，就会导致无穷无尽的痛苦。如果尝试对过去的自我传递爱和同情之后没有看到任何改变，我们就应该询问自我："你需要我倾听什么?"当你能够与过去承受苦痛的自己保持联系，却得不到过去的自我反馈的充分回应时，请前往练习 4。

3. 倾听部分的自我。当我们在练习的时候，我们可能会觉察到一些难以抑制的念头、干扰，甚至是对同情的阻抗源源不断地产生。我们自身的某些部分与我们试图练习的方式难以和谐共存。如果你也有这样的经历，请前往本练习。

练习倾听身体中的苦痛

|| 练习指南

将自己调整至舒服的姿势，你可以微睁或闭上双眼，让自己感觉最为放松。

觉察此刻你身体里的痛苦。无论这种压力以什么形式存在——无论它是紧张、沉重、不安、麻木还是其他任何形式——你都能觉察到它们的存在。需要注意的是，这种痛苦究竟是位于你身体的某一特定部位，还是弥散地遍布身体中的任何地方。在本练习中，你并不是在试图让你的痛苦消失。请你记得，你看待自己的方式，是基于你对自己深深的接纳和你所经历的一切，它们塑造了现在的你。描述一下你现在正在经历的痛苦。

_____

_____

_____

现在，你将尝试处理这些身体感觉带来的问题。本练习也许与你当前遇到的问题有关，也可能无关，这都没有问题，我们就是在进行实验性的尝试。你也可以尝试问自己的身体感觉一些其他不同的问题，然后静候回应。我们可能无法理智地回答这些问题。我们的目的是当你关注自己身体中苦痛的同时，看看自己能否觉察出自己面对这些问题产生的自然而然的回应。现在，重新关注你身体感觉中与苦痛相联系的部分，轻柔而缓慢地问它们如下问题，并写下你觉察到的任何信息：

· 作为我的苦痛，你是如何对我进行帮助的？

· 作为我的苦痛，你的职责是什么？

· 你需要我倾听你诉说什么？

· 你究竟需要什么？

写下你的苦痛告诉了你些什么。

_____

_____

_____

|| 练习倾听身体中的苦痛——问题

在这种类型的练习中，你的苦痛可能会表现出一种积极主动的倾向（它在试着满足自己的需要，它需要你的帮助，它在试图保护你，等等），或者它会表现得充满敌意。

➤ 如果你听到了它的敌意，请前往练习6。

➤ 如果你听到了它的需求，或者其他积极主动的倾向，就怀着
   同情与这部分的自我进行对话沟通。

|| 练习倾听身体中的苦痛——案例

芭芭拉（Barbara）闭着眼睛坐在她的冥想椅上，将注意力集

中于自己的身体感觉，意识到她所描述的感觉就像一块沉重的石头压在她五脏六腑上。这种感觉让她觉得自己快要哭出来了。在本书中尝试了练习2—练习4后，芭芭拉感觉心中的石头并没有发生改变。于是她询问自己心中的巨石："你的职责是什么?"她感觉到一个从内心发出的声音说："我没有职责。"她试着问另一个问题："你需要什么?"那个声音回应道："我不知道。我只是感到，自己深深的，深深的孤独。"

芭芭拉本能地把双手放在自己的腹部，说道："我明白了。我现在就陪伴在你身旁，我会倾听你一切诉说。"她觉得石头溶解为一股悲伤和孤独的巨大浪潮，击穿了自己整个身体。然而，芭芭拉并没有被压垮，她让自己感受到了这些感觉。在接下来的20分钟里，她慢慢地，重复地说着："我听说你感到孤独。我现在就陪伴在你身旁，我会倾听你一切诉说。"最终，她感到悲伤渐渐淡去，留下了她之前从未体验过的，美好甜蜜的平和与抚慰。

倾听过去的自我

|| 练习指南

将自己调整至舒服的姿势，你可以微睁或闭上双眼，让自己感觉最为放松。

觉察此刻你身体里的痛苦。用 10 次呼吸的时间来感受这种身体感觉，并且不去试图改变它。现在，回顾你能回忆起的第一次产生这种身体感觉时的体验，并且在脑海中形成一幅清晰的画面。将注意力高度集中在此刻脑海中形成的过去的自己的脸上。当现在的你和过去的你同时充分呈现在自己面前时，注意此时你身体中产生的任何感觉。试着对过去的自己说："我就在你左右陪伴着你。"如果，过去的你产生了任何回应，写下这些回应。

现在，你将试着询问过去的自己一些问题。本练习也许与你当前遇到的问题有关，也可能无关，这都没有问题，我们就是在进行实验性的尝试。你也可以尝试问过去的自己一些其他不同的问题，然后静候回应。我们可能无法理智地回答这些问题。我们的目的是当你关注过去的自己的同时，看看自己能否觉察出自己面对这些问题产生的自然而然的回应。现在，轻柔而缓慢地问过去的你如下问题，并写下你听到的任何信息：

- 你感觉如何？
- 为什么你会有这样的感觉？
- 我能做些什么来帮助你吗？
- 你要做些什么来保护自己呢？
- 有什么事是你希望通过告诉我，来确保自己的安全的？

写下过去的自己告诉你的事情。

_____

_____

_____

|| 练习倾听过去的自我——问题

过去的自我是否对你的倾听作出了积极的回应?

➤ 如果你认为"是",继续与过去的自我进行对话沟通,直到它感觉奏效。如果过去的自我看上去愿意从现在的你这里获得更多的同情,试着回到练习 4。

➤ 如果你过去的自我用自我批判或消极负向的方式来回应你的善意,请前往练习 6。

|| 练习倾听过去的自我——案例

当美狄亚(Medea)试着向 6 岁时的自己表达爱和同情时,那个小小的女孩看上去对她的爱意防备重重。美狄亚运用可视化技术使自己想象的画面保持清晰,然后向小女孩时的自己说:"你是不是感到害怕呀?"那个小姑娘怯生生地回答:"是。"美狄亚又问:"你在做些什么来确保自己安全呢?"小姑娘答道,如果她卸下自己的防备,就会有人攻击她。美狄亚用共情表示了对小姑娘防御的理解，然后告诉小姑娘，当自己听到她说人们对幼小的自己有多么残酷时，自己有多么地伤心。然后，美狄亚向自己解释道，她的成人自我有足够的能力保护那个小女孩不再受到任何人的伤害。通过这则对话，美狄亚的 6 岁自我开始渐渐放下心防，表示愿意相信她。当这个小女孩彻底放下防备时，美狄亚重新向她表达了自己满满的爱与同情。在这个练习进行了 25 分钟后，美狄亚感到筋疲力尽，不知不觉中就睡着了。当她醒过来时，美狄亚发现，她对自己的感受有了深刻的变化。在她的内心深处，感受到了前所未有的自信，感觉到自己坚不可摧。

倾听部分的自我

|| 练习指南

将自己调整至舒服的姿势，你可以微睁或闭上双眼，让自己感觉最为放松。

将自己的注意力集中于身体感觉上，留心可能产生的念头、干扰或是阻抗。注意这些干扰或阻抗是以什么形式出现的。试着对你自己说："有一部分的自我不愿意以这种方式来练习自我同情。"如果这种感觉真实存在，那么，就让你与这部分的自我慢慢接触。你也许会感到这部分的自我存在于你身体中的某个特定位置，甚至有自己的形状或颜色。当你与这部分的自我接触上——当你感受到它的存在——询问你的这一部分自我："你的职责是什么？你是如何对我进行帮助的？"写下任何你觉察到的回应。

_____

_____

_____

|| 练习倾听部分的自我——问题

你能否看到那个部分的自我中，具有积极正面的倾向（例如，它想要保护你，或者试图阻止你感受到过多的痛苦）？

➤ 如果你认为"是"，继续与它进行对话沟通。试着与之共情，同时帮助它理解你的立场。持续这个练习直到本训练阶段结束。

➤ 如果你听不到任何回应，或者你部分的自我对你充满敌意或批判，那么，请前往练习 6。

|| 练习倾听部分的自我——案例

当科里（Corey）试着向自己身体中的苦痛传递同情时，他一直对自己曾经的经历感到愧疚不已。他非常清楚自己是多么迫切地渴求着自我同情，因为他确信自己对女友的吹毛求疵是来源于自己深深的不安全感。他想在这段感情中表现得更温柔和善一些，因此，科里具有十足的动机通过自我同情练习来改变自己。然而，当他试着向自己传递同情时（或者通过可视化技术，看到某个重要他人向自己传递同情），他的不安全感反而会变得更加强烈。

现在，他的练习进入了倾听部分的自我这一阶段。他询问自己的不安全感："你的职责是什么？你是如何对我进行帮助的？"然后，他迅速明确地了解到，这一部分的自我实际上是在保护他，防止他成为别人的笑柄。科里听到自己部分自我的第一个回应就是："如果别人看到你这么做，他们一定会无情地嘲笑你的。"

尽管这话听起来有些严苛，但科里将这种回应视为一种自我保护，而非充满敌意的自我批判，所以他便开始试着去与其对话

119

沟通。科里认为，他的前女友如果知道他开始进行冥想并接触到了自己的内心感受，一定会为此感到非常高兴。所以，他询问自己这部分的自我："你认为每个人都会嘲笑我，还是只有一些人？"部分的自我回应道："只有那些在意你的人。"科里停顿了一下，开始深思究竟有谁可能会大笑，然后，他的父亲第一个从他的脑海中跳了出来。他又继续询问自己那部分的自我："如果父亲看见了我们，你是否会害怕他对此的看法？"一阵钻心的恐惧立刻直击科里的身体，他听到了一声微弱的回答："是。"

科里每年只会去看望父亲一两次，他们也极少交谈。在通过与自己的内心对话后，科里决定，自己不要再为父亲的苛刻而活着。他再次与自己那部分的自我进行了沟通："没错，父亲的确非常在意我。他会嘲笑我，甚至有时还会大动肝火。但无论如何，他已经老了，不再是个明智的人了。如果我继续像这样一直为了讨好他而行事，那么，我就永远也无法获得真正的爱。"随即，一股感情满溢的暖流将科里包裹了起来——这股暖流里交织着恐惧、激动和解脱。科里开始练习自我接纳，让自己顺其自然地感受这一切，并不试图去与之对抗。沉浸在这些复杂的感情35分钟之后，他最终摆脱了恐惧，并感受到了平和。他将自己的手捂在心口，不去想任何人对自己的看法，并源源不断地将同情的能量输入自己的身体中。当他一旦感受到了同情带来的平和感，科里就发现，自己的父亲也背负了许多，他已经确确实实是个孤独的老人了。本练习中，科里对自我的同情的学习也能够自然而然地教会他对父亲的同情。

练习 6　当同情有困难时

自我同情可能会是困难的，但就我的经验来看，它依然能够实现。任何可能阻碍我们体验自我同情的障碍都是可以克服的，甚至可能比我们想象的还要简单得多。在本环节中，我们将学习如何用同情和理解来拥抱障碍本身。

在进行同情练习的过程中，我们没有任何敌人。我们自己就是和平使者，我们的使命就是去寻找一切方法，来拥抱、理解我们产生的一切思想、情绪和知觉。这可能并不是一件容易的事，但这依然要比终日与自己为敌轻松得多。现在，我们将从发出停火信号开始，进行本阶段的自我同情练习。

首先需要说明的是，在面对自己的阴暗面时，我们不是毫无反抗能力的投降者。我们并不会把自己的心灵领土割让给自我厌弃或绝望，我们也绝不会允许自己被这些阴暗面奴役，或是被它们摧毁。我们都会学到，越是在意自己的阴暗面，越会让它像疯长的藤蔓一样渐渐爬满我们的心灵。如此这般，我们最终将会看到自己那些阴暗的部分变成了一个号啕的幼童，脆弱而又永远索求不止。它们毫无理智，也不会对任何事情负责。然而，它们全部的需求其实也很简单，那就是爱、理解和愿意修复一切破损的情感纽带的意愿。本练习就是一个面对冲突积极有效的非暴力解决方式，在我们与自己相处的关系中，它是一个效果良好的维系者。

当你越了解束缚住自己传递自我同情的障碍时，你就越容易解开它的捆绑。通常有两种类型的障碍会阻碍你自我同情的发展：不堪重负（overwhelm）和竞争承诺（competing commitments）。

当不堪重负是自我同情的障碍时

不堪重负是我们需要克服的两种障碍中较为容易攻破的那一个，因为解决这个问题，我们大多只需要多休息一会儿以获得能量恢复。毕竟，承受苦痛需要耗费我们大量的能量。如果我们不向自己储存愉悦和同情的蓄电池中重新注入充足的能量，我们将会渐渐耗尽，直到枯竭。如果我们正在经历不可控制的悲伤、绝望，或者不能在苦痛面前咬牙坚持，那么我们就有可能变得不堪重负。

　　练习处理不堪重负带来的问题，第一步就是要将你自己从压力中解放出来，身体和精神上都必须得到充分的休息调整。身体上的休息可能就如我们日常理解的那样，好好睡个大懒觉，或许你还可以做一些合理的身体锻炼，也可以去大自然中放松一下紧张的心情。不管什么活动，只要是那些有助于你重获能量、让你能够重新找回自我、感觉踏踏实实的事情，就放开去做吧。在这个阶段，拥抱苦痛不是你的首要任务，所以暂停一切接近苦痛的活动对你来说很有意义。与此同时，不要中断你的整个自我同情练习，请前往第五章练习 7 和练习 8。

　　如果你已经获得了充分休息，并且进行过以上两个练习的尝试，但仍然感觉摸不着获得平和与愉悦的门道，那么，你则很有可能面对的是另一个发展同情的障碍：竞争承诺（我们将在下文中进行详细阐述）。

当竞争承诺是自我同情的障碍时

竞争承诺①是我们在发展自我同情过程中，比不堪重负更为棘手的障碍，但处理它们的方式可能更为多种多样。竞争承诺，意指那些我们表现出的不理智和自我毁灭的方式。我们可能会批判自己、责怪自己，或者拒绝接受那些真正对我们有所帮助的苦口良药。然而，当我们更深层次地进行自我审视时，我们便会看到那些"负面"或者"毁灭性的"部分自我其实正在承受苦痛，并迫切地渴望着同情。

我们每个人都会有多重自我。比如，我们很有可能在感到某

---

① 竞争承诺这个术语由哈佛心理学家罗伯特·凯根（Robert Kegan）创造。凯根教授曾经担任哈佛医学院和哈佛教育学院联合成立的医学教育改革项目联席主任，以及哈佛大学教育管理和领导力研究所主任。在他看来，如果人类能够克服不愿变革的心理原因，就能极大释放个人和组织的潜力。变革未能发生，是因为我们两者都想要，一只脚踩着油门，另一只脚踩着刹车，这就是我们人类与生俱来的矛盾性。这套流程会帮助我们诚实地审视自己有哪些和目标背道而驰的行为。接下来，我们要找到这些行为背后隐藏的竞争承诺，以及承诺背后的假设。我们常常会发现一些隐藏很深的重大假设并不正确，进而在此基础上，我们可以突破变革的阻碍。

些事物充满诱惑的同时，又对它充满恐惧，或者在渴望某些事物的时候，又希望自己能遏制这种渴望。这些矛盾心理并不意味着你的脑部出现了机能失常，或是你出现了什么心理问题。与之相反，这就是健康的脑正常工作的一个方面。

根据科学家目前研究发现，我们的大脑会同时多条任务线并行。事实上，现在你的脑部可能就正在处理数以亿计的工作任务。你的脑部需要控制你的心跳速率，控制你的平衡感，保持免疫系统的运作，排除可能危及你生存的潜在威胁，还要将投射在你视网膜上的光线转译成字母，将字母组合为单词，单词形成思想，然后再将这些思想与你的生活经验联系起来。看，我们人类的脑部是多么地令人惊叹啊！

在理想条件下，这些不同的进程都会有条不紊地在人体中共同协作。当它们配合良好时，你会感到自己是个协调统一的人，用前后连贯的思维和情绪行事。然而，我们的思维和情绪中常常会出现许多冲突，这就导致了许多问题的产生。

下面的例子将会进一步阐明我的观点：

米切尔（Mitchell）长久地处于抑郁症的折磨之中，为此，他上门向我求助。他告诉我，他曾经读过许多心理自助书籍，也求助过其他许多治疗师，但都收效甚微。然而，他依然强烈地渴望改善自己的情况，也非常努力地试着去寻找一切可能的解决方案。

当米切尔和我讨论他的过往史时，他告诉我，他成长的家庭有这么一个特点：当他状况良好时，大家往往都无视他的存在，而当他一旦出现抑郁的问题，家人就纷纷给予他深切的关爱和照料。当我一听到米切尔这个描述，术语"竞争承诺"立马在我脑海中闪现了出来。

哈佛心理学家罗伯特·凯根（Robert Kegan）创造了竞争承诺这个术语，用来描述同一时间里，一个人的不同部分是如何拥有不同需要的。在米切尔的案例中，一部分的他的确想要感觉更好，但是我不得不开始怀疑另一部分的他（一个他自己没有意识到其存在的部分）可能其实在恐惧抑郁从自己身上消失。

显而易见的是，在米切尔的意识中，他并不想要继续抑郁下去。他坚定地认为自己为了改善这种情况愿意付出一切努力。然而，当他向我阐述自己过往经历中，抑郁是他获得家人爱与关注的唯一方式，这便促使我去思考，是否有一部分的他其实在潜意识中相信，抑郁是获得爱的一个好方法。要验证这个想法是否成立，必须通过一些实践进行检验。我设计了一个方法来达到这个目的，这个方法将在本章稍后部分进行具体说明。

我让米切尔试着与他自己心内的抑郁进行接触，并在身体中感受它的存在。他向我描述，这是一种整个身体不断被淹没、逐渐下沉的感觉，让他只想放弃一切躺下来。我设计了一个句子补充练习，让他一旦有上述感受时，便试着进行这个练习。我将句子的第一部分给出，让他用脑子里蹦出的任意想法来完成整个句子，即使这个句子意义不明。我说道："试着完成这个句子'我不能摆脱我的抑郁，因为如果我这么做……'并用你脑海中冒出的任意想法说完这个句子。我们将重复这个练习几次。"

米切尔最开始说的一些事情验证了我的猜测。他说："我不能摆脱我的抑郁，因为如果我这么做，我就毫无存在感。"他自己被自己说出的这句话吓了一大跳，所以，我让他大声重复这个句子数次，看看他是否觉得这个想法依然成立。他说："我简直无法相信，但这个句子的确如我所想。真的有一部分的我会认为如果我停止抑郁状态，就不会有人注意到我的存在。我是不是疯了？"

我回答他："你当然没疯。你所成长的家庭就是问题之所在。当你停止抑郁状态时，你的家人就会忽略你。尽管很大一部分你希望停止抑郁，但是听起来还有一小部分的你相信，人们不会注意到你的存在，除非你抑郁了。这是非常正常的，我们需要做的就是帮助那一小部分的你认识到，你不再生活于那样的家庭环境中了。这种过往的策略也许曾经有用，但是现在已经失效了。"

我让他再重复这个句子数次（"我不能摆脱我的抑郁，因为如果我这么做，我就毫无存在感。"）并告诉我，当他说出这个句子时，感觉自己多少岁。他告诉我，感觉自己大概 7 岁。根据这个，我让米切尔运用可视化技术，看到自己作为一个 7 岁男孩的样子。当这个 7 岁男孩的形象在米切尔脑海中渐渐清晰，我们告诉这个男孩，他能找出在家庭中满足自己需要的方法真是棒极了，我们为他感到骄傲。要知道，通过开动脑筋发现抑郁是获得关照和爱的最佳方式可真不是一件容易的事。那个小男孩为我们能发现他的强项高兴极了。然后，我们又告诉他，不是每个人都会像他家人那样想的。这个消息让我们面前的 7 岁小男孩大吃一惊，他曾经坚持了那么久的信念——"没人会注意到我的存在，除非我抑郁了"——竟然也有不成立的时候。我们告诉他："许多其他人事实上更愿意去爱不抑郁的你。"我们持续这样的沟通对话方式，直到这个 7 岁的小男孩看起来了解并相信了我们的说法。

这次经验对米切尔来说，是一个深刻而颠覆的转折。在我们合作之前，他感到对自己的抑郁无能为力。他曾经认为自己竭尽全力寻求转变，但其实他并没有自己想象的那么坚定。然后，他发现了自己先前从未看到过的一面，这个部分对他来说是前所未有的。这一部分对坚持他的抑郁来说，具有不可小觑的作用。

心理学家和内在家庭系统治疗理论（Internal Family Systems）[①] 创始人，理查德·施瓦茨（Richard Schwartz），称这部分为管理者（manager）。它的职责是让米切尔通过抑郁获得他人持续的关爱，从而使他得到保护。米切尔越是想要摆脱他的抑郁，这个保护机制就越是感到他的脆弱，从而越是加大力度去"保护"他。因为米切尔自己并不能意识到这个管理者的存在，因此，他便陷入了一种自我的内部矛盾中。

当我们探索到了米切尔的这个部分，我们并没有惩罚或是责

[①] 内在家庭系统治疗理论的主要假设之一认为，家庭的互动模式是可以代代相传的。家庭是一个人成长过程中最重要的环境之一，家庭结构是否完整，父母婚姻质量如何无一不影响着子女的成长和发展。个体在婚姻选择和其他关系中倾向于重复他们在原生家庭中学到的相处模式，并且继续把相似的模式传递给他们的孩子。

怪它。相反，我们与它进行了充分的共情。我们尽自己最大努力向这个部分表达了我们的感激，我们感谢它相信自己在进行一项非常重要的工作，并坚守岗位。但是，我们接着进行了一项关键的步骤，那就是告诉它一个极其重要，但显然它并不知道的信息——当你不抑郁时，许多人依然会对你充满关爱。

在此，我将具体说明这个方法的主要步骤。我在稍后会为你提供练习指南来帮助你自己试着进行这个部分的练习。

1.　与你的苦痛，或是任何你发现的发展自我同情的障碍进行接触。感受它在你身体中的存在。

2.　运用一些询问技术（如句子补充练习）来帮助你清晰地表达这个部分，说明为什么它相信这些障碍对它来说非常重要且值得保留。

3.　当你一旦了解为什么这个部分想要保留你发展自我同情的障碍，试着去辨认这个部分是多大年龄时的你。那些解释你障碍为何存在的语句，你可以向自己多次重复，然后注意辨认当你说出这些语句时，感觉自己多大年龄。

4. 运用可视化技术，看到这个年龄的自己。在这个过程中，发现那些在如今是障碍的部分，对那个时候的你来说是多么具有现实意义的策略。

5. 然后，向你幼小的自我解释为什么这些策略如今已经失去效用了。

当我向人们描述竞争承诺时，我发现大致有两种回应。一些人会说，"噢，当然。这个说法很有道理。"而另一些人则会说，"这听起来很疯狂。这和我的情况完全不相符。"我并不期待你会完全买账，相信自己身上存在竞争承诺。那仅仅是因为你遇到了发展自我同情的障碍，所以这个说法让你将信将疑。口说无凭，比起用理论说服你，我更愿意邀请你用以下方法进行自我练习，在自己身上做个实验。

当你处理竞争承诺时，有如下两个尤为重要的概念：

1. 在你的自我中有一个部分坚信，保留你发展自我同情的障碍比赶走它更为重要。这个部分的你对坚持你的障碍来说，具有不可小觑的作用。

2.　我们并非意图根除你这个部分的自我对障碍的坚持。与之相反，我们想要去了解为何你的这部分自我如此重视自己的职责。我们想要运用同情去呵护这个部分，并用充满关爱的方式与之对话沟通。

　　以下是一些发展自我同情过程中障碍的常见类型。你可能会在你迄今为止的同情练习中遇到过一种或数种。

1.　当你运用可视化技术看到过去的自己（通常是幼童时期），你责怪过去的自我让你承受了这么多苦痛。

2.　当你运用可视化技术看到过去的自己，你过去的自我拒绝相信，自己不应该是现在的你因为苦痛而责怪的对象。

3.　你心中有一个针对你充满敌意或批判的声音，而你无法与之和解。

4.　当你试图进行自我同情时，你体验到你身上会具有强烈的压力。

　　以下是人们坚持进行自我批判时一些常见的理由。仔细阅读每一条，看看是否与你的情况相符。

1. 保留连接感。如果我发现自己不应当被虐待，那么，我的想法就会与我父母的想法相悖。如果我认为自己应当被虐待，那么，我就可以感受到自己和他们的连接感。

2. 保留控制感的幻象。如果我承认我是自己遭受虐待的原因，那么，我至少能控制自己的表现，让事态有机会得到改善。如果我否认自己所受的虐待是因我而起，那么，事情就会完全脱离我的控制——那是非常可怕的。

3. 保留公平感。如果我遭受的虐待不是因为我自己的原因而起，那么，我就是生活在一个即使没有做错任何事的好人也会无缘无故受到伤害的世界里。如果这样的话，这个世界也太不公平了。

4. 保护一段关系。如果我相信自己无论如何都是值得被爱的，我生命中一些重要他人将会拒绝我。这些人相信，如果我不乖，我将活该受到轻视和不被包容。

5. 逃避对生活的责任。如果我知道自己健康正常，那么我就必须要对我的生活负责。如果我坚信自己出了毛病，那么，我就可以为自己逃避责任找借口了。

‖ 练习指南

（注意：如果你在进行本练习过程中任何时候感到在情绪上不堪重负，请立即停止练习并稍事休息。你可以使用第五章练习 7 和练习 8 来使你激烈的情绪回归正常。另外，在受过训练的精神健康专业人士指导下进行本练习也可能会增进其功效。）

将自己调整至舒服的姿势，你可以微睁或闭上双眼，让自己感觉最为放松。

你会进行本练习，是因为你在发展自我同情的过程中遇到了一些障碍。写下这些障碍存在的形式，如激烈的自我批判念头，或是因为被虐经历而责怪自己。

_____

_____

_____

现在，让你自己和这些障碍进行接触。如果这个障碍在你进行可视化练习时出现，再次尝试相同的可视化场景。做出一切尝试来引出这个障碍。我们并非试图使其变得令人不堪重负，而是要让它变得足够强烈，让你有机会能够充分去感受它。当它出现时，写下你觉察到的身体感觉。

_____

_____

_____

当你接触到了自己的障碍，并且觉察到了自己此时的身体感觉，试着对你自己说这些语句，看看它们是否与你的状况相符："有一部分的我不想终止这种感觉，或者不想对我进行这些改善；有一部分的我有保留它的需要；有一部分的我认为我理所应当这样。"写下让你感觉相符的语句（如果有的话），或者其他任何突然冒出来的想法。

_____

_____

_____

持续留心感受你的身体感觉，并感受到你正在与这部分的自我进行接触。试着对你自己说："我已经做好准备来倾听你的诉说。你可以告诉我你的职责，你想要做的事，以及为什么你觉得这样对你来说很重要。我不会伤害你。"写下任何你此时的想法。

_____

_____

_____

现在，试着将这个句子补充完整。写下任何突然在你脑海中冒出的想法，并将这个练习进行 5 次。请填充以下句子：

1. "我拒绝对自己进行同情，是因为如果我这么做的话……"

_____

_____

_____

2. "我拒绝对自己进行同情，是因为如果我这么做的话……"

_____

3. "我拒绝对自己进行同情，是因为如果我这么做的话……"

4. "我拒绝对自己进行同情，是因为如果我这么做的话……"

5. "我拒绝对自己进行同情，是因为如果我这么做的话……"

在句子补充练习中选择一到两个你感到对你来说情绪最强烈的，重复进行数次练习（大声说出或心中默念），注意辨别你在说出这些语句的时候觉得自己多大年龄。写下你觉得自己几岁（如果包含一个具体的场景，同样将其写下）。

_____

运用可视化技术看到那个年龄的自己。一旦你对过去的自己形成了清晰的形象，花一些时间试着去了解那个时候的自我，并与之共情。你能否看见，这部分的自我相信自己正在努力帮助你，或是相信自己满足了你的某些重要需求？你可以与过去的自我进行对话沟通，向其询问任何问题来了解其坚持重视的信念、感受或是行为。一旦你看到这些，弄懂它在你过去的经验中是如何具有现实意义的，并且向你过去的自我表达感激，感谢它承担了如此重要的职责。写下你觉察到了什么。

_____

_____

_____

现在，告诉你的这部分自我，它遗失了什么重要信息。告诉它它所需要了解的一切，让它知道自己已经无须再继续阻碍你生命中的自我同情了（通常，这需要你现下的生活与孩提时期相比，发生了很大改变）。持续与你这部分自我进行对话沟通，直到获得相互的了解。当你一旦与这个部分进行沟通，说明你理解为什么它觉得自己的职责非常重要，并说服它它的职责现在已经不再必要了，这个部分就会停止它的工作。请花费充足的时间在与这个部分的沟通上。写下出现了什么情况。

_____

_____

_____

|| 竞争承诺练习——问题

你是否发现有一部分的自我在阻碍你的自我同情？

- 如果你认为"是"，你是否能够与这部分的自我进行共情？

  ➤ 如果你认为"是"，继续向这部分的自我传递同情，这个过程需要至少 10 分钟。

➤ 如果你认为"否"，稍事休息，或前往练习 8。然后再次尝试本练习，或者在受过训练的精神健康专业人士指导下进行本练习。

• 如果你认为"否"，请在受过训练的精神健康专业人士指导下进行本练习。

练习7 自然而然的同情

自然而然的同情练习可以用以下方式进行：

* 它可以被用作增强你脑中关怀回路的训练，用来增强你产生同情的能力。就像是为你关怀回路打造的热身运动一样。

* 它可以被用作热身练习——让你做好准备向自己传递同情。当自我同情作为开头太难进行时，这个练习则易于启动得多。

* 它同样可以被用来让你感到踏实，在你以任何形式感到不堪重负时平复你激烈的情绪——无论这种情绪是在你进行自我同情训练，还是日常生活中产生。

自然而然的同情练习有以下三种基本形式：

1. 给予练习。我们选择一些给予对象——一个人、一只动物或者任何其他什么东西——向他们给予我们的爱与同情。

2. 接受练习。我们幻想某个重要他人——一个我们认识的人，一个信仰的形象或者甚至是一个自然的场景——可视化他们爱着并接纳我们的样子。

3. 给予和接受练习。我们选择某个重要他人，在我们的呼吸过程中交替地进行给予和接受。当吸入空气时，我接受同情。当呼出空气时，我给予同情。

给予练习

‖ 练习指南

将自己调整至舒服的姿势，你可以微睁或闭上双眼，让自己感觉最为放松。你可以将你的手捂在心口，或是用双臂环绕自己，或者将手放在脸颊一侧。

想象不同的重要他人——可以是一个人、一只动物或者其他任何东西——直到你感受到对方给你带来自然而然并且简单朴素的温暖和爱的感觉。写下你选择的重要他人。你可以为他画一幅肖像，或者找一张可以被你拿在手上的相片或是印刷图。

_____

_____

_____

　　现在，继续将注意力集中在你的重要他人身上，让其形象变得非常清晰。注意你的身体感觉。你是否觉察到自己身体中出现放松感、紧张感或是轻盈感？写下你觉察出的身体感觉。

_____

_____

_____

　　（注意：如果你觉察出身体中存在紧张感，或是任何其他形式的压力，跳过本练习，并前往本节稍后的"接受练习"）

　　持续将注意力集中在这个重要他人身上，让你身体中积极正向的感受逐渐顺其自然地增强。

（持续至少 10 次呼吸的时间）

现在，试着想象你对可视化的重要他人说下述的话语。如果你觉得以下话语对你来说用处不大，你同样可以自由使用其他你认为有用的话语。

• 愿你快乐。
• 愿你健康。
• 愿你平安。
• 愿爱与你相随。

重复这些语句数次，让你身体中积极正向的感受逐渐顺其自然地增强。写下你此时注意到的身体感觉。

_____

_____

_____

（持续重复本练习至少 5 分钟）

|| 给予练习——小提示：创造属于你自己的语句

一些人喜欢运用语句来给予同情，而另一些则偏爱各种各样的可视化想象。如果你喜欢运用语句，你可以使用上述建议的句子，或是基于你的个人经历创造一些新的，对你来说具有强大能量的语句。以下是一些其他可供选择的例子：

- 愿你平静。
- 愿你安逸。
- 愿你愉悦。
- 愿你明了自己的渴求。
- 愿你知晓自己的美。

|| 给予练习——案例

杰夫（Jeff）紧闭双眼，将双手捂在心口，脑海中浮现出自己爱犬的画面。他让画面变得越发清晰，并在胸中感受到了一股放松、温暖而包容的能量。他将脑海中的画面定格，呼吸数次，然后开始在心中重复地默念："愿你快乐，愿爱与你相随。"他一遍又一遍地重复着这些语句，直到身体中开始产生积极正向的感受，并开始热泪盈眶。他持续将爱犬的画面停留在脑海中并重复上述语句约 20 分钟，这个过程令他很享受自己目前达到的同情、爱与平和的状态。每当杰夫开始体验到抑郁或是挫败感时，他就会使用这个练习来帮助自己恢复平静。他也喜欢把这项练习列入日常生活中，在每天早晨这样进行冥想 10 分钟。

|| 给予练习——问题

在进行本练习过程中，你是否觉察到身体中产生了积极正向的感受？

➢ 如果你认为"是"，在你为这个培训课程安排的剩余时间里继续做这些练习。在下一个练习阶段中，你可以选择练习 1 作为训练的开始，也可以回到本练习。

➢ 如果你认为"否"，请尝试进行接受练习。

接受练习

将自己调整至舒服的姿势，你可以微睁或闭上双眼，让自己感觉最为放松。你可以将你的手捂在心口，或是用双臂环绕自己，或者将手放在脸颊一侧。

看看你是否能描绘某个重要他人的样子——一个你认识的人、一个你所信仰的形象、一幅自然的画卷、一只可爱的小宠物，甚至是一束明亮而温柔的白光——那些能够完全深爱并接纳你的重要他人。写下你选择的重要他人。

现在，继续将注意力集中在你的重要他人身上，让其形象变得清晰，注意你的身体感觉。你是否觉察到自己的身体会感到放松、紧张，或是轻盈？写下你觉察出的身体感觉。

148

_____

_____

_____

　　（注意：如果你觉察出身体中存在紧张感，或是任何其他形式的压力，跳过本练习，前往练习 6）

　　持续将注意力集中在这个重要他人身上，让你身体中积极正向的感受逐渐顺其自然地增强。

　　（持续至少 10 次呼吸的时间）

　　现在，试着想象你的可视化的重要他人对你说下述的话语。如果你觉得以下话语对你来说用处不大，你同样可以自由使用其他你认为有用的话语。

- 愿你快乐。
- 愿你健康。
- 愿你平安。
- 愿爱与你相随。

想象你选择的重要他人重复这些语句数次，让你身体中积极正向的感受逐渐顺其自然地增强。写下你此时注意到的身体感觉。

_____

_____

_____

（持续重复本练习至少 5 分钟）

|| 接受练习——小提示：我可以想象谁？

　　在本练习中，这个"重要他人"无论在世还是已逝，真实还是虚构，都能够成为你想象的对象。重点在于，你对这个重要他人的可视化想象能够有效地激活你的脑中的关怀回路，并且能使你产生爱与同情的感受。

|| 接受练习——案例

　　卡拉（Carla）闭着双眼，运用可视化技术想象着她的姑妈佩吉（Peggy）用一种满溢着爱与理解的目光注视着自己。她看到姑妈对她说："愿你知道你正被爱包围，愿你获得平静和自由。"她感到自己身体充满了温暖和轻盈感，通过专注的体会，卡拉感受到这种美好的感觉在自己体内不断增强。每当她将这个练习进行 5 分钟左右，就能够开始感觉到内心深处渐渐产生的宁静与平和。所以，只要卡拉每天一有闲暇时光，她便会进行这个练习至少 4—5 次。

‖ 接受练习——问题

在进行本练习过程中，你是否觉察到身体中产生了强烈的积极正向的感受？

➤ 如果你认为"是"，在你为这个培训课程安排的剩余时间里继续做这些练习。在下一个练习阶段中，你可以选择练习 1 作为训练的开始，也可以回到本练习。

➤ 如果你认为"否"，请前往练习 6。

给予和接受练习

|| 练习指南

将自己调整至舒服的姿势，你可以微睁或闭上双眼，让自己感觉最为放松。你可以将你的手捂在心口，或是用双臂环绕自己，或者将手放在脸颊一侧。

描绘某个重要他人的形象——一个你认识的人或一只可爱的小宠物——那些能够让你感受到安全和舒适的重要他人。写下你选择的重要他人。

_____

_____

_____

伴随着每次呼吸，你将在呼吸过程中交替地给予和接受同情。当吸入空气时，想象自己接受同情——无论是从其他人还是其他地方获得这种感受。当呼出空气时，想象自己给予这个重要他人或是其他地方以同情。要注意，你们双方都有机会获得充分的同情，并不存在彼此得失交换的不公平。写下你觉察出的身体感觉。

_____

_____

_____

（持续重复本练习至少 5 分钟）

|| 给予和接受练习——案例

马丁（Martin）运用可视化技术，将自己 4 岁的小侄女在脑海中描绘了出来。当马丁吸气时，他能感觉到自己的侄女有多么爱他。当他呼气时，他能够感觉到自己有多么爱着这个可爱的小姑娘。在这个练习刚开始进行的时候，其实马丁觉得尴尬极了，毕竟他并不是一个非常习惯与他人分享亲密感的人。他曾经想过放弃这样的练习，但最后还是决定至少坚持几分钟的尝试。几次呼吸之后，马丁觉察到自己的身体正在渐渐地放松起来，一股奇妙的暖意在他的胸口升腾起来。5 分钟后，马丁终于控制不住自己，在一种深深的治愈感中禁不住泪流满面。在坚持这个练习 40 分钟后,马丁越来越感激自己的侄女像一个小天使一样出现在他的生命里。第二天,当马丁有了更多的空闲时间,他又将这个练习进行了 2 小时左右。训练结束后,马丁感觉到自己已经做好准备,回到自我同情地图的顶端,全心全意地去治愈自己。

练习 8　培养愉悦

　　幸福从哪儿来？愉悦是否可以人为地培养？究竟幸福和安乐来源何处？是拥有超越常人的好运气，获得人生中至高无上的成就，含着金汤匙出生从小锦衣玉食，还是可以通过自己的训练培养出这种令人向往的感觉？

　　那些研究幸福的心理学家们——比如，积极心理学家——通过海量的数据得出结论，幸福来源于一套定义明确的技能和态度。当我们培养同情、感恩、乐观和正念的时候，我们就会知道快乐在生命的每一刻都是可以得到的。事实上，当下是我们唯一能找到幸福的地方。如果希望能够在未来感到快乐，我们能做的最好的事情就是在现在找到幸福。

　　研究人员发现，满足和快乐并非来自我们得到了想要的东西——比如，财富、新车或成功的事业。事实上，即使是特别重大的外部事件也只能影响我们的幸福感很小一段时间。例如，根据研究，中了彩票的人平均在获奖 6 个月后又回复到了以前的幸福水平（当然，对于那些在贫穷或其他艰难困苦中挣扎的人来说，更好的物质条件对人们的幸福感有更持久的影响）。

因此，很显而易见的是，我们中的许多人浪费了很多时间，在错误的地方寻找幸福。我们相信，只有自己在解决了某些问题，或是实现了某些目标后，才有可能触摸到开启幸福之门的钥匙。我们认为自己未来一定会取得人生的胜利，但是现在时机仍未成熟，所以仍需长久的劳心费力。就是这些观点使得我们无法获得快乐，这也是引起世界上许多不必要痛苦的原因。

我们不能通过改善我们生活中的外部环境来寻找幸福，与之相反，我们认识到，快乐来自于发展特定的技能——并且因此，我们可以把注意力集中在发展这些技能上。当我们加强了自己着眼当下的能力，去注意生命每一刻发生的美好时，那么，我们的幸福就不再那么依赖于生活中瞬息万变的外部条件了。

正念的愉悦

正念的重要作用之一，就是学习抱持和转变我们所承受的苦痛——这是本书的核心部分。然而，正念本身同样可以作为获得愉悦的一个来源。

正念帮助我们认识到，其实在生命中的这一刻，我们已经拥有了获得幸福的一切条件。许多人每天都在大口地喝着他们的茶或咖啡，但他们却从未细细品尝过它们的香气。他们的心被烦恼和失落占据，仿佛和自己非常陌生。当你学会如何放慢匆匆赶路的脚步，驻足品味一下手中的香茗，你就会发现这种感觉是多么地美妙。坐在一棵洒下阴凉的大树旁，和朋友一起散散步，在寒冷的早晨洗个热水澡，如果我们知道如何用心留意的话，这些平凡的小事都可以成为我们快乐的源泉。

乐观的愉悦

许多悲观主义者认为，他们的立场只是出于理性和现实。但事实恰恰相反，对生活的悲观看法其实是一个完全不理性的立场，这一点我将在下面的内容中做出解释。

如果你真的想要成为一个理性和现实的人，你必须承认你不知道将来会发生什么。事实上，我们也确实不知道，哪怕是两分钟后，将会发生什么。

《塞翁失马》的故事非常清楚地说明了这一点。

从前有一个农夫，他的马跑了，所有的邻居都来了，对他说："这真是太倒霉了。"农夫回答说："也许吧。"几天后，马回来了，又带回了五匹野马。邻居们又来了，对他说："你可真是好运气。"农夫说："也许吧。"当农夫的儿子试着骑上其中一匹野马时，他被撅蹄子的马儿甩了下来，摔断了胳膊。邻居们又纷纷对农夫说："这实在是太倒霉了。"农夫又说："也许吧。"最后，一路军队路过村庄，征召所有体格健全的年轻人入伍。农夫的儿子因为摔断了胳膊，得以留在了家中。邻居们纷纷过来庆贺："这可真是太幸运了！"农夫依然像从前那样回答他们："也许吧。"

所以，即使某些事情已经发生了，我们也不能知道它会在将来对我们产生怎样的影响，所以唯一理性的观点就是承认我们对此一无所知。然而，也正是因为我们不知道自己生命中发生的某件事对自己来说究竟最终是好是坏，我们才有机会切实可行地把这件事变成好事一桩。

如果你失去了工作，你可以去相信这是件好事——这并不是因为你相信自己可以预测到，未来自己会因为失业而受益，而是乐观的信念会有助于你在寻找下一份工作中拥有更多的精力和热情。另一方面，用悲观的视角来预测出一个消极的结果不仅是非理性的——因为你无从得知事情会朝哪一个方向发展——也通常是无益于现实的，因为这很大程度上会损害你的行动能力。

培养愉悦的练习

以下是一些你可以用来进行本练习的方法：

- 如果你在完成练习 1 后感受到了平和与放松，这个练习可以帮助你加深这种幸福安乐的感觉。

- 如果你在训练中的任何时候感觉到被激烈的苦痛侵袭得不堪重负，这个练习可以帮助你调节自己的情绪。

- 这个练习可以帮助你在抱持苦痛和滋养幸福间获得平衡。如果你过分专注于自己的痛苦，便会很容易耗尽能量，变得筋疲力尽。用这种方法来补充自己情绪的能量储备同样是本练习的重要步骤之一，你需要为你的苦痛注入同情的能量。

|| 培养愉悦练习——提示

你也许会发现，当你身处于一些贴近自然的美景之中，或是与他人共同训练时，这个练习将会变得更加事半功倍。试着去探索对你培养愉悦最有帮助的环境吧。

|| 练习指南

将自己调整至舒服的姿势，你可以微睁或闭上双眼，让自己感觉最为放松。

将你的注意力集中在每次呼吸中，空气进入你的体内又被呼出的感觉上。试着体会自己是否能专注于这种感觉，从开始吸气的一刻直到呼出的最后一刻。

（进行 3－5 次呼吸练习）

让你自己充分享受这种呼吸带来的感觉，这是一种无比舒适美妙的体会。让你自己有机会放空一切，于此时此刻，仅仅享受这种自在呼吸的感觉。在当下，你没有任何要去做的事，也没有任何要去的地方。怀着对自己充分的慷慨和包容，享受当下自在的呼吸吧。

（进行 5—10 次呼吸练习）

当你进行每次呼吸时，都感觉生命的能量充满了你的整个身体。你活在当下，这就是一个生命赋予你的宝贵礼物。让你自己切实体会到活在当下的感受。伴随着每次呼吸，充分感觉生命的能量在你体内逐渐充盈的过程。生命中的每一分钟都是上天宝贵的馈赠，让自己充分感受这种活在当下的愉悦吧。

（进行 5—10 次呼吸练习）

现在，想象你自己正身处于一个临终安养院里，仅仅剩下最后 5 分钟的生命——花一些时间让自己全心投入，感受到它的真实性。接着，一个人走进了你的房间，告诉你，他可以给你额外 24 小时的生命。天哪，这简直是个奇迹！而在现实中，你确实还有这样可以好好活着的 24 小时，这也同样是个值得感恩的奇迹。

当你呼吸时，让自己感恩并珍惜自己现在好好活着的每一个时刻。

（进行 5－10 次呼吸练习）

现在，慢慢地体会到，你身体的每一部分都非常健康，相互配合协调，运作良好。我们每个人身上都会存在一些功能不佳，或者力不从心的部分，但是它们只是一小部分，并不是构成我们人体的全部零件。你身体中的其他许多部分都健康正常，如果你忽略了它们，忽略了那些你现在已经拥有的组成幸福的要素，那可就真的太不幸了。你的眼睛是否能看到天空的湛蓝？你的耳朵是否能听到鸟儿婉转鸣啼，听到婴孩牙牙学语？你的舌头是否能品尝到香茗的回味悠长？你的身体能否感受到所爱之人怀抱的温暖？在人生的每个时刻，我们都可能会有难以估量的难题需要面对，但更重要的是，我们同样可能会拥有难以估量的可能去获得幸福和快乐。现在，我们应当将自己完全投入到寻找美好的努力中去发现生活的意义。伴随你的每次呼吸，让你的思绪重拾生活中每个点点滴滴，大大小小的奇迹吧。

（进行 5－10 次呼吸练习）

现在，让我们放下一切阻挡我们在生命的此时此刻完全放开自我的一切吧。让我们放下所有的任务和忙碌，即使这些任务似乎永远也完不成，但是快乐依然是触手可得的。让我们不想过去，不问将来，因为我们深深地了解，只有当生命的当下时分才完全掌握在自己手中。尽情地感受完全放飞自我的感觉吧，放下一切负担，发现生活中点点滴滴的奇迹，你是如此自由和平静，伴随着你每一次甜美的呼吸。

（进行 5－10 次呼吸练习）

现在，将你的全部注意力集中在你的身体感觉上。伴随每次呼吸，用心感受自己所产生的所有身体感觉，如放松、温暖、开放，或是其他任何感觉。写下你觉察到的感觉。

|| 培养愉悦练习——问题

通过本练习，你是否能够在身体中产生愉悦欣喜与平和安康的感觉？你在练习结束时觉察到的感觉通常是积极的吗？

➤ 如果你认为"是"，你可以运用本练习来强化自己在生活中寻找愉悦的能力。当你专注于拥抱苦痛时，它也可以用来补充你的能量。

➤ 如果你认为"否"，请前往练习 6。

|| 培养愉悦可供选择的方法

培养愉悦有好几种可供选择的方法，你可以在以下方法中进行试验，找到自己感觉最有帮助的方法。

√ 随他去

将自己调整至舒服的姿势，你可以微睁或闭上双眼，让自己感觉最为放松。

觉察出自己身体中是否存在任何紧张或沉重的感觉，然后大胆地放手，随他去。伴随着每次呼吸，感觉到自己身体中的紧张正在一点一点地瓦解。

现在问问你自己："在我的坚持的信念中，我认为自己需要拥有什么才能获得快乐？我认为自己又是不需要什么呢？"伴随几次呼吸，倾听你自己心中浮现出来的答案。

现在试着对你自己说："即使我没有拥有那些，我知道，在当下这一时刻，幸福也是有迹可循的。那些我希望拥有的事物，有缘自会出现在我的生命中。但是，若是用心，幸福便已经常伴我左右了。"

放下那些令你因为求而不得而困扰不已的一切吧。试着对你自己说："幸福就在此时此地，它是如此真实和无须粉饰，就像这个世界原本的样子那样。一切都无须改变。"

√ 无事烦心

将自己调整至舒服的姿势，你可以微睁或闭上双眼，让自己感觉最为放松。

伴随着你的每次呼吸，让你自己完全停止手边正在进行的一切事务。让你的身体停下来，并温和地邀请你的思绪停止试图去完成任何事情或解决任何问题。试着对自己说："就在这几分钟里，我选择什么都不做。我可以试着晚一点儿去修复、解决或者创造一些东西，但是现在，我可以什么都不做。"保持呼吸，放下一切。

试着说："现在，我就在这里。我什么都不用做，也哪里都不要去。我在这里。此时此刻，我什么都没做。我生命中的每一件事都可以在我休息并放空自己的时候等上几分钟。现在，我无处要去，无事烦心。"

记住，在这一刻，你已经拥有了幸福。你已经拥有了所有得到快乐所必需的东西。你无须去做任何额外的事情，幸福已经触手可及了。

√互即互入 (Interbeing)[①]

将自己调整至舒服的姿势，你可以微睁或闭上双眼，让自己感觉最为放松。

将注意力集中在你呼吸的感觉上。让你的呼吸将你的思绪完全引领进入当下的时刻。意识到所有你获得快乐所需的条件都已经存在，你就可以放开执念，再也不需要去做任何挣扎或努力了。没有什么是需要去改变的。就让你的思绪渐渐平和下来吧。

现在，渐渐觉察和感知你的身体。意识到每一个组成你身体的分子，都曾经以其他形式在这个世界上存在过。你血液中的每一个水分子，都以你所饮所食的形式进入你的身体。想象自己正在细品一杯香茗。茶汤在你的杯子里，却不在你的身体里。然后，你缓缓将茶汤饮下。现在，一些水变成了你的一部分，成为在你的身体内循环流动的一部分。而这些水在成为你的一部分之前，甚至在成为你的茶汤之前，它已经在其他地方存在很长时间

---

① 释一行禅师在英文中创造了 interbeing（互即互入）这个词，主张没有任何事情能独立于其他事物而存在。万物是互相依存、互相关联的。因为这是事物的本质。

了。作为雨水、河流、海洋和云层，这些水在自然中循环流动。现在，它会在一段时间内构成你的一部分。而当你吸气和呼气时，要意识到你体内的每一个分子都曾经是土壤、石头或海洋。组成你身体的全部元素都曾是自然界中一切其他存在，并且它们终将会以这样的形式再次出现在这个宇宙中。至此，你就可以意识到，自己不可能从大自然中分离出来，也不可能和这个世间其他万物切断联系。

　　从你自己有意识的呼吸中，感受到平静、开放和脚踏实地的能量，从你的身体中体会你的祖先留下的印记。你可以看到，你的身体是你母亲和父亲身体的延续。你瞳孔的颜色，你皮肤的色调，你的身高和面部特征——你可能会发现，你父母的身体以这样血脉相承的延续，存在于你身体的各个部位。

　　你有着生物意义上的祖先，同样也有着精神意义上的祖先。这些人教会了你和你的家人如何一代一代地生存下去。所有这些祖先的痕迹都以力量和智慧的形式保留在你体内。你可以看到，他们的力量和智慧在你身上得到了延续。你同样可以看到，祖先身上的痛苦，也伴随着血脉世世代代延续，在你身上呈现了出来。在许多方面，你的痛苦可以被看作是你祖先的痛苦从上古至今的延展。在你的身上，你这个人，你的每一部分，都凝聚着人类霜冷长河的点点滴滴。而今，你面临着一场变革性的实践，这意味着你就有机会来选择和培养属于你自己的力量和幸福。同样的，你也可以选择去拥抱和愈疗祖先从血脉中传递给你的痛苦。当你治愈这种痛苦的时候，你便治愈了祖祖辈辈，子子孙孙，治愈了在这条血脉链上一代又一代传承的人们的过去和未来。

第三部分
维护——自我同情下的日常生活

6 每日练习——一步一莲花①

如果你能在自我同情地图的指导下坚持进行每天 30 分钟，连续 14 天的自我同情练习，那么，你就达成了一个了不起的成就。花点时间为自己庆祝一下吧！你此时所花的时间，是一种非凡的投资——把时间和精力投入到你自己的幸福，你朋友、家人、同事和社会的幸福中。要知道，花点时间庆祝生活中美好的事物是非常值得的，否则，我们就错过了那么多美丽和幸福。

---

① 这里，译者并没有将原文标题 Everyday Practice：Peace Is Every Step 进行直接翻译，而是借用对作者深有启发的释一行禅师同样标题的著作《一步一莲花》(*Peace Is Every Step*) 的同样中文译法。释一行禅师在这本书中启发性地写道：生命的意义只能从当下去寻找/逝者已矣，来者不可追/如果我们不反求当下/就永远探触不到生命的脉动/来吧，还等什么，当下这个片刻，对于生活，你品味到什么。

许多来自外部的力量同样为你完成这个训练项目作出了巨大贡献。你的家人和朋友可能在你泄气的时候给你支持，让你有力量继续咬牙坚持，或是让你在生活中优先做出选择以帮助你获得更好的资源进行自我发展。你可能经历了一些损失或不幸，促使你在生活中发展自我同情以求改善。你今天所拥有的品质，是历经许多人生起伏累积下的沉淀，也是你博采众长，用心从身边来来往往的人群中见贤思齐的善果。用一些时间来整理思绪，重新回忆一下你生命之旅中形形色色的经历和人们。你之所以能够成为现在的你，离不开这一切出现在你的生命旅途中，为你生命的质量沉淀下厚重的积累。因此，让自己心怀感恩，感谢他们出现在你的生命里吧。停下来，做几次平静又悠长的呼吸，想想你生命中出现的一切人和事是如何把你带入一个更富有自我同情的境界的。

勇往直前

你已经完成了 14 天的训练计划，现在是时候考虑如何在你的余生中融入自我同情的实践了。尽管科学家们已经通过研究证明，每天进行 30 分钟，持续 14 天的系统训练足以在你的大脑和行为中产生可测量的变化，但这只是一种理想的实验室状态下形成的"可能性"。这些科学家们进一步表明，如果将自我同情训练的规模在个体身上扩大，那么，它的收效会更加明显。也就是说，自我同情训练就像学习一门新的语言或乐器一样，你投入越多的时间和精力去培养同情和自我同情，它们就会在你身上形成越大的回报。

如果你像我一样相信自我同情是一种值得珍视的无价之宝，那么，将自我同情练习变成你生活中重要的一部分便就是一件水到渠成的事了。最终你将会发现，自我同情练习不再仅仅是你生活中的一个部分，更是一个指引你一生的幸福指南。如果你已经为了减轻抑郁或改变一些负面行为开始了这种训练，但经过一段时间的系统训练后，你的训练目标就可以扩展到对你周围环境和身边一切事物的同情。

练习的四种形式

当你一旦决定把自我同情练习变成你生活中的一个重要部分，接下来的一个重要步骤就是创造一种专属于你自己的训练方式，将同情训练变成与你个性匹配的私人定制练习。我将列出四种主要的个性化训练，并且，建议你在训练过程中，在这四种训练形式中至少各找出一个元素，纳入到你日常生活的同情练习里。

|| 每日正式练习

你的每日正式练习可能会成为你生命中强大的精神支柱。这是你每天固定抽出时间，来全神贯注培养同情和自我同情的时刻。它可以包括静坐冥想，步行冥想，祈祷，吟诵，学习励志或精神文本，练习太极、瑜伽或是倾听悦耳的铃声。本书的第二部分可以有效地指导你进行日常实践。除此之外，你的每日正式练习还可以包含许多其他你所喜欢和习惯的形式。如果你能持续每天花 20 － 30 分钟去做正式的同情练习，那就太棒了。但如果你因为各种原因不能抽出较长的完整时间，哪怕是每天 3 分钟，也比中断练习强得多。

|| 随时随地的练习

在我们日常生活中的每时每刻，也同样可以开展自我同情练习。这种练习的开展不仅仅局限于在大段完整的冥想时间中，那些我们走路、开车、洗碗等零散的时间也都是进行练习的好时机。这些零散时间中的自我同情练习可以被看作是我们的非正式练习，它也可以和正式的练习一样具有改变生命的强大力量。

1942 年，当我的冥想师父释一行禅师在越南第一次成为佛教徒时，有人赠予了他一本小诗集。赠书人吩咐新入门的教徒牢记其中的内容，并每日诵读。其中有一首小诗是关于醒来，一首是关于穿上长袍，还有一首是关于洗脸，如此等等。这本小集子相当于是对初断红尘的佛家子弟进行的关于六根清净佛家生活的入门介绍。这些宁静简朴的诗句告诉我们，要将正念和同情引入生命中的每一行动和每一时刻。释一行禅师将这些诗句与当代的思想融合，改编写入了他的著作《当下一刻，美妙一刻》(*Present Moment, Wonderful Moment*) 中。那首关于醒来的小诗是这样写的：

Waking up this morning, I smile.
苏醒在这个美妙的早晨，我不禁笑颜舒展。

Twenty-four brand new hours are before me.

又是二十四个崭新的小时在等我用心填满。

Everyday Practice I vow to live fully in each moment，
我许下承诺，誓将每一刻过得绚烂，

and look at all beings with the eyes of compassion.
用同情之眼，看万物在时光里来去变幻[8]。

这仅仅是一个向你展示可以如何将自我同情带入日常生活中的小例子。与其站在淋浴喷头下仅仅将自己的身体匆匆冲洗干净，不如试着去想，淋浴也是一种善待自己的方式。在踏入喷洒的热水前，你可以对自己说："现在你能够好好享受这一刻静心沐浴的闲暇时光了。这一刻，你没有任何事情需要心力交瘁，也没有任何地方需要鞍马劳神。"也许你在辛苦工作了一天之后很晚才回到家中，只能简单冲5分钟的澡，但这短短的5分钟也足以成为一个让你深深享受的给自己的小礼物。

当我引导人们进行静修时，常常会让学员们选择至少一件他们每天都会做的事，然后写一首小诗，帮助他们在进行这项日常活动时带着同情。这件日常活动可能是早上醒来离开温暖的被窝，离家时踩下汽车的油门，或者是工作了一天后开门回家。你需要思考自己能如何充满慈悲和同情地去做这个举动，同时背诵自己写下的小诗，让自己在忙碌的一天中依然能够为形成这种意识创造出一个小空间。

在我自己的生活中，用心关注自己的身体感觉是我每天最重要的练习之一。我用好几种特别的行动（譬如站起、坐下、结束对话）作为提醒自己关注当下身体中情绪状态的信号。这个练习的目的是让我能够时刻监控自己身体中的紧张、激动和沉重的感觉。它具有令人不可思议的效果，在苦痛即使非常微弱的时候，这个练习也能帮助我及时觉察到它的存在，因此，这使得我能够更加轻松地做到用同情抱持自己的苦痛。

|| 静修 (Retreats)

静修为发展自我同情提供了最佳条件。我认为，好的冥想是一种完全投入的浸入式体验，与学习一门外语相似，需要将自己完全沉浸在一个特定的氛围中。你有一段时间——从一天到几个月——会被提醒要回到你的自我同情练习中，从你醒来直到睡觉都要保持这样的状态。

无论在美国还是在世界其他地方，都有着许多不同流派的静修方式和不同类型的静修中心。我个人最喜欢的是梅村禅修中心及其相关训练中心提供的项目。这里的静修由僧侣和比丘尼引导，这些在佛门修行的子弟将一生都投入到了发展正念和同情之上。他们的静修方式不仅包括正坐冥想，还包括唱歌、户外散步和小组讨论等。我相信，每个人都会有适合他的静修方式，因此，我强烈建议你去探索不同的静修中心，直到你找到一个令你觉得舒服的地方。

如果你每年都能去进行静修（待一天或更长时间），那将大有裨益。如果没有这样的机会，那么，你也可以在家中用一整天来进行静修练习。将你一天的日程做出清晰的计划安排，做一些包括但不限于冥想、阅读、写日记、祈祷、瑜伽等修炼心灵的活动，除此之外什么事情都不要安排进这一天里。静修的每一天都会给你其他的日常生活带来巨大的能量。有些人甚至会每周安排一整天来进行调整和静修。

|| 团体支持

当有其他人从旁支持的时候，练习正念和同情要容易得多。如果我们只身修行，就必须要依靠自己强大的意志力来避免被长久以来业已形成的消极习惯所影响。相比之下，与志同道合的朋友一起修行，可以创造出一种集体动力的氛围，这种氛围能够很好地帮助我们与自己的观念和谐相处。

　　如果你足够幸运的话，你可能会找到一个冥想小组，或一个专门致力于培养自我同情的教会团体——并且他们同时也是一群令你能感到舒适的人。这些团体中的大多数都会将活动聚集在某个人的家里，包括静坐冥想、步行冥想和讨论。然而，即使是只有一个朋友或家人支持你发展自我同情的志向，也同样能够对你的修行非常有帮助。

加深你的练习

　　我希望本书中介绍的练习方法能够使你的创伤得到治愈，自我得以释放。然而，这些练习其实只是一个入门引导，现今我们拥有的正念和自我同情知识是一个更为广阔深远的体系。在此，我推荐你对一些泰斗的思想做进一步探索，包括释一行禅师，塔拉·布莱克（Tara Brach），莎朗·莎兹伯格（Sharon Salzberg），克里斯廷·内夫（Kristin Neff），克里斯托弗·K.杰默（Chris Germer），保罗·吉尔伯特（Paul Gilbert）和理查德·施瓦茨

（Richard Schwartz）。找到你信任的老师，可以为你前往同情的道路上起到令人难以置信的助力。

释一行禅师对"互即互入"的教导是对培养同情尤为有用的方法之一。他创造术语"互即互入"来指代一种特殊的内省自己和注视世界的禅观，思考我是谁，我是如何与世界相联系的。

如果我们相信自己是完全与他人割裂并隔绝的，这就是一种在自我同情和对他人的同情之间存在冲突的想法。互即互入的教导就解释了这是一个错误的观点。

我们可以通过审视你现在正在阅读的这一页纸张来开始了解互即互入。这一页纸看似平平无奇，但你同样知道，它曾经是一棵树的一部分。没有这棵树，这一页纸也就不可能会存在。释一行禅师这么说道，如果你知道如何深深地看透这一页纸，那么，这棵树就会出现在纸上。

这棵树，在阳光、土壤和雨水的共同作用下生长而成。没有这些自然之物，这棵树也就不可能存在，所以，这些自然之物也必然会一并出现在这一页纸张之上。而在另一个层面上，这棵树被人们伐倒，拖进工厂里造成了纸张，也离不开工人们和他们的祖先绵延不息的世代延续。如果沿着这条思路不断探寻，我们便能很快发现，宇宙间万事万物都为这页纸张在我们面前的呈现做出了环环相扣的贡献。释一行禅师用互即互入这个词来包罗这所有的过程，如他所言，没有任何东西是可以独立地存在的，它必须与其他万物相互即入。

现在，用这样的思路来对你自己进行思考。你血液中涌动的每一个水分子都是由你所食所饮进入你的身体。在此之前，它们曾经是从天而降的雨水，并且在比这更前的时候，每一滴小水珠都曾经是这个星球上海洋的一部分。组成你骨骼的每一个钙分子都曾经是土壤的一部分。每一个从你口中说出的词汇都是由其他某个人曾经向你传授而来。你的每个念头、每种想法，都曾经被数以万计的人和事塑造打磨。深深回望，你便可以在自己身上看到地球、雨水和你生命中来来去去的人。你与这个广阔的世界有着极其密切的联系。意识到这一点，你便会发现，自我同情完全不同于自私，它是对构成你每一部分的所有元素充满同情。

7　生理上的自我关怀

自我同情并不仅仅是关怀我们的思维和情绪，它同样意味着用宽容善待我们自己的身体。科学家日前表明，心理健康和生理健康具有很强的内在联系。如果我们承担着过度的心理压力，那么我们的血压会上升，免疫力会下降，消化系统会出现问题，同时会提高我们面临恶疾的风险。这个道理反之亦然，如果我们的身体长期处于失衡状态（比如饮食和睡眠方面），这同样会对我们的情绪产生很大影响。

本章将着重强调两个关怀我们身体的要素：用同情来激励自己（motivating ourselves with compassion）和找到平衡的生活方式（finding a balanced lifestyle）。

在试图激励自己做出健康的选择时，几乎每个人都会受益于使用更多的和善和更少的批判。这将是本章的重点。然而，有些人会发现改变饮食、运动或睡眠的某些方面同样也会使他的情绪产生令人惊叹的改善。我将分享一个病人的例子，经过治疗，他的饮食问题不再是他情绪困扰的核心。

我曾经遇到过一个长期饱受焦虑症折磨的病人。他的病症愈发严重，以致对工作也产生了极其严重的影响，因此他不得不上门向我求助。在尝试了 3 次探索各种正念、同情和放松练习之后，我们一无所获，他的焦虑依然一如既往地强烈。根据一位同事的建议，我询问了他的饮食和生活方式，惊讶地发现他竟然每天要喝 8 杯咖啡。他从来没有想到咖啡因会对自己的情绪产生影响。我建议他每天减少一到两杯，看看是否有帮助。一周后，当我再次看到他时，他告诉我，他的焦虑已经彻底消失了，并向我表示了深深的感激之情（尽管咖啡因戒断反应令他一度头痛难忍）。

用同情来激励自己

我们都想做出健康的选择，但事实上，这并不容易。我们常常会面临这样的冲突：在长久的健康和及时行乐之间左右为难。我们中的大多数人都将健康的选择等同于自己心里对自己的一声批判的、严厉的、克制的呵斥。而另一个温柔而甜美的声音又常常向你呼唤："去吧，再多吃点冰淇淋。你今天已经辛苦了一天了。"

当你的日子过得艰难不易时，对自己温柔一些当然没有什么错。但事实上，我们大多数人都没有经历过被温柔而甜美的声音呼唤去锻炼或吃蔬菜，这就会导致麻烦的产生。相反，提倡健康选择的声音听起来像是冷酷无情的要求："我才不在乎你是否累得要死，总之你得赶紧爬起来给我锻炼去。否则，你就会变成一个……"（在这里可以插入一个居高临下的侮辱）

如果我们在内心深处都有同情和关心的声音呢？有一个声音说："你不一定要做最健康的事情。"有时你可以选择此刻感觉良好的东西。但想象一下，如果另一个声音说："我不希望你是因为害怕被人瞧不起才去进行锻炼。我希望，你之所以会去进行锻炼，是因为锻炼令你感觉良好，让你能成为自己所期待的理想自我的模样。"

如果，在我们内心深处的声音——无论是让我们放弃抵抗跌入诱惑的温柔乡，还是让我们提起精神克己行事——都是温柔而甜美，富含同情和关怀的呢？一个声音会对你说："你不用一直坚持去做那些最健康的选择。有些时候，你可以去尝试一些让你在这一刻觉得最美妙的事情。"同时，幻想另一个同样柔和的声音对你说："我不希望你会认为，锻炼是因为你自己害怕被别人抛弃才不得已而为之的负担。你想要去锻炼，是因为你知道这是对你非常有益的，它能提升你的能量，也能帮助你成为更理想的自己。"

‖ 用更温柔的声音进行健康呼吁

回忆你最近一次因为饮食、锻炼或睡眠而产生内心冲突的场景。就像是你的身体分裂成两个小人，一个在极力主张你享受当下，而另一个则高呼让你为了健康作长远计划。想象你自己回到了那个时刻中，并且切身听到这两个小人在你耳边的声音。

那个让你享受当下的声音依然就像我们印象中那样，听起来非常柔软抚慰。现在，将注意力集中到另一个声音上——那个鼓励你为了健康去计划长远，坚定地拒绝当下诱惑的声音。它是如何向你提出它的建议的？它是否用了侮辱责骂、讨价还价、恐吓威胁的声音向你提出要求？写下它以这种方式要求你时说出的内容。

_____

_____

现在，我们将要试着去帮助这个声音用一种更富于同情的方式进行表达。看看你是否能觉察自己的这一部分其实正在承受苦痛——就像它在怕些什么似的。你能否辨别出令这些声音感受到恐惧的威胁是什么？将它们写下来。

_____

_____

看看这个在你身体里的声音是如何承受苦痛的，试着去理解，它只是希望你能得到安全和健康。这是一种积极正向的善意。现在，试着去帮助你身体里的这个声音用一种更加充满关怀的方式表达它的恐惧和积极的善意。写下它这么表达时，可能会说出的内容。

你越是能设身处地地理解自己身体中这个为健康摇旗的声音，并且鼓励它与你用和善温柔的声音交流，你就越能轻松地接受它的建议并作出利于长远的决定。

找到平衡的生活方式

我们所生活的世界包罗万象，作为生活在这个世界中独立的个体，我们每个人的生活方式都大相径庭。比如，有很大一部分人看起来在避免摄入谷蛋白（来自小麦、黑麦、大麦等谷物）的情况下会具有更加健康的生活状态，而有些人在睡眠不足 9 小时的时候就会痛苦万分。

我们每个人的身体都是不同的，对你来说健康的生活方式，对我来说则可能恰恰相反。这意味着我们必须进行不断地探索和实验，来看看自己的生活方式上发生哪些改变可能是有益的。市面上充斥着各种各样对营养科学和生活方式的研究，它们的主要目的是试图寻找对普罗大众具有广泛适用性的标准化方案，然而，对每个个体来说，这种普遍性可能恰恰正是问题所在。如果所有人都使用相似的标准，那么我们——尤其是那些具有特殊性的小众群体——可能就会错过一些对我们最有效的生活方式。

例如，我有个名叫洛萨（Lothar）的朋友，长久以来一直在与不规律的睡眠作斗争。他在夜里总是辗转难眠，总要挨到天将泛起鱼肚白时才略有困意。好不容易一觉睡去，要到中午才起得来。这样的睡眠规律使得他一直在早上昏昏沉沉的。他四处寻找对付失眠的办法，或者试图在调各种闹铃上下功夫，但似乎都没有什么作用。凡是你能想象到的失眠疗法，洛萨可能都试了个遍。最后，他在一篇阅读中了解到，有些人在晚上对蓝光很敏感——因为这影响了控制他们睡眠模式的荷尔蒙分泌。于是，他把家里所有的普通全光谱灯泡都换成了有助于睡眠的低蓝光灯泡，这些灯泡可以发出橙光或红光。这项改变效果几乎是立竿见影。洛萨从此在晚上 10 点左右开始犯困，然后一大早就从床上爬起来，这对他来说是前所未有的。我知道有些人也许也尝试过类似的应对策略，但对他们来说没有任何效果。重要的一点是，我们每个人都是不同的，如果我们愿意尝试不同的新方法，那么，就可能会发现一些对我们的生活方式产生革命性变化的惊喜。

现在让我们看看健康生活方式的四个主要组成部分，并思考有哪些具体的策略可以改善你的生活。

|| 饮食

关于健康饮食的观点众说纷纭。有些是基于优秀的科学研究，有一些则可能是流行于大众之中的民间时尚。在此，我将着重推荐一些大多数膳食专家都认可的饮食方式。

• 蔬菜对你非常有益。研究发现，即使是适应性良好的人群，维生素缺乏也可能会造成他们的心理健康问题。此外，科学家们还发现，复合维生素补充剂并不能满足人体所需的所有的重要营养成分，服用维生素片并不能替代日常饮食中的营养摄人。因此，每个膳食专家都会建议你在饮食中增加蔬菜的比例。但是，你应该吃多少蔬菜呢？我们并没有一个标准答案，但可以肯定的是，即使吃非常大量的蔬菜，对我们身体造成伤害的可能性也很小很小。因此要尽可能实现食物的多样性。另外，水果也是营养均衡的重要来源。

- 过量的糖、咖啡因和酒精是不好的。有些人在这些物质的帮助下会提高工作或学习效率，但过量的糖分、咖啡因和酒精会对大多数人产生负面影响。如果你有依赖上述物质的倾向，那么，请试着在几周内完全戒除这些物质，并观察自己在这段时间内是否能够感觉良好（如果你对这些物质的使用真的大大超过专家建议的标准，你可能需要一个逐渐减量的适应过程，以避免头痛和其他戒断症状）。如果一想到要完全戒除这些物质会使你感到害怕，这可能表明，你正在使用其中某种物质来应对情绪问题。如果是这样的话，我建议你从现在开始考虑把它从你的生活中完全赶走，用自我同情取而代之。

- 你是否有食物敏感问题或过敏症？乳制品、面筋、鸡蛋、坚果和大豆就是一些典型例子——它们对一些人来说是营养丰富的健康食品，而对另一些人来说，却可能是致命的食物过

192

敏源。发现你对特定食物敏感最常见的方法之一就是尝试排除饮食，这是一个从你的饮食列表中去除可疑食物的过程，并在几周内慢慢地让它们重回餐桌。除非你对营养学有很高的造诣，那么，这个过程最好在专业人士的指导下进行。

|| 锻炼

运动已经被证明和药物一样能有效治疗抑郁症[9]。但必须注意的是，当你想要通过运动尝试治疗抑郁症的时候，还是要在医生的指导下进行。

- 你是否坐太久了？有句俗话说，久坐害同吸烟。科学研究表明，总是坐在电脑前会对我们的健康和情绪产生负面影响。你可以尝试每一两个小时从电脑前起来休息一下，或者干脆站在桌子前工作。

- 什么样的运动让你感觉良好？有些人享受从跑步或有氧运动中获得的"跑者高潮"，而另一些人则喜欢打篮球或其他团体合作的运动。无论动感课程还是举铁训练，将这些常规的运动锻炼以一种你真正享受的方式融入日常生活中，它们都将对你每一天的情绪产生巨大的积极作用。

‖ 睡眠

美国疾病控制与预防中心（CDC）的报告显示，超过 30％的美国成年人正在经历长期睡眠不足的痛苦。睡眠问题几乎与我们的每一个生理和心理健康问题都高度相关，睡眠不足大大提升了我们产生健康问题的风险。对我来说，我时常会感觉到有一些莫名其妙情绪低落的时刻。但当我打了个小盹儿醒来之后，这种沮丧的感觉便会好得多了。

* 尝试连续 7 天的 8 小时睡眠。有些人需要 8 小时以上的睡眠时间，有些人则可以稍微少一点。美国疾病控制与预防中心建议，成人每晚睡眠时间不得少于 7 小时。试着给自己连续 7 天多一点的睡眠时间，看看它是否能让你感觉在生活的某些方面有所改善。

* 你的睡眠有问题吗？在看过医生后，你可以尝试一些辅助手段来帮助改善睡眠问题。比如，在早上服用适当剂量的维生素 D，在睡觉前练习自我同情，让你的卧室更暗和更凉爽些（根据睡眠专家建议，约 18.5 摄氏度或更低），以及白天进

行适当户外运动等。另外，你还可以在睡前 1 小时关掉所有的电子设备和屏幕。尝试一下这些办法，看看它们是否能够对你的睡眠有所帮助。

|| 连接感

尝试与他人，或是更宏大的事物建立连接感，是获得幸福安乐的重要来源。

- 尝试志愿活动。许多人可能会不约而同地发现，提供帮助或服务是一种建立连接感的有效方法。事实上，有大量的研究表明，志愿服务可以像治疗或药物一样有效地减少抑郁。提供服务的过程中，你所获得他人真诚的感激，和那种你有能力用自己的力量给他人的生活产生积极影响的感觉正是快乐的源泉。你可以考虑为当地的收容所或动物保护协会（SP-CA）遛狗，为"上门送餐服务"（Meals on Wheels）这样的公益组织送外卖，在老年护理机构陪老人们消磨时光，或是在任何吸引你的组织里工作等。

- 试着每天花点时间与大自然相处。有大量的研究表明，大自然的环境能对人类的情感健康提供无与伦比的支持。这些研究中有一些可测量的因素，如直射的阳光、更好的空气质量、更佳的运动效果等。然而，身处自然带来的好处可不仅仅只是这样，同样的，还有作为广阔宇宙中的一个组成部分，那种天人合一的微妙体会。

8 人际关系中的同情和自我同情

自我同情的练习帮助我们认识到人性的美。当我们能够做到这一点的时候，我们就能在别人身上看到同样的美丽，这让我们更容易同情他们。以这种方式，自我同情支持我们对每个人的同情，这有助于加强我们和他人的关系，帮助我们与他人和解以及解决冲突。本章描述了如何使用自我同情练习来改善你生活中与他人的关系。

两种关系的毒瘤：批判和索取

非暴力沟通理论的创造者马歇尔·罗森伯格（Marshall

Rosenberg）认为，每一种批评都是一种悲剧性的错误表达。换句话说，我们有一个未满足的需求，然而，我们常常会直接批判他人没有满足我们的需要，而不是告诉人们我们的需求是什么，以及他们能做什么来帮助我们获得满足。这通常是因为我们没有明确地对我们自己的需求或痛苦进行思考。相反，我们对其他人吹毛求疵，并不断地责怪他们害我们因为这种错误受苦。罗森伯格把这种想法称为"悲剧"，因为那些我们真正需要的，能将我们从苦痛中救起并让我们获得疏解的东西——他人对我们的理解和帮助——在我们对他们批评不休的时候，就变得难以实现了。

罗森伯格还声称，每一次索取都是一场悲剧性的请求。索取是悲惨的，因为我们都希望人们能够主动地支持我们，或者心甘情愿地为我们有所付出，但当我们提出要求的时候，这种主动性就不复存在了。举个例子来说，如果我想让我的妻子听我说说我这一天的辛苦，我真正想要的是让她感觉良好地对我进行倾听。我希望她能享受这种被我需要的感觉。然而，如果我向她提出要求，她就只有两个选择，要么让自己被迫听我说话，要么无情地拒绝。这样的话，我所希望听到的回答甚至都不是她能够想到的备选选项之一。

在一段关系中，几乎每一种冲突或失调都包含批判和索取。我们无须对自己表现出的批判和索取感到惭愧，它们是我们自身苦痛的一种表达，需要我们的同情而不是嫌恶。幸运的是，通过深层次的理解和同情，我们通常可以清除这些关系上的毒瘤。

改造批判和索取的练习

选择一段你经历过的冲突的关系，我们将探索其中你的一些做法，如果运用其他方式表现，效果是否会大有不同。承认你对对方心怀批判之情，或是曾向对方一度索取并不意味着你要承担双方冲突的全部责任。本练习并不意图要追究责任究竟在谁，而是看看你在这段关系中是否有更好的方式自处和表现。

（注意：如果此时你正在考虑是否该结束一段关系，那么，本练习就并不适用于现在的你。更明确地说，这个练习是为了让你能改善一段你想要继续走下去的关系。）

如果你确定自己想要维持当前这段关系，首先要做的是彻底放弃那些找出冲突的首要责任究竟在谁的想法。与之相反，我们将专注于冲突本身的每一个部分，并尝试在每一个部分上去改变它。

|| 评估自己的批判和索取

在自己心中想象出那个你想要获得其理解和支持的人。现在，将以下情况进行清晰具体的描述，你是否觉察到自己身体里出现了紧张、焦躁或其他形式的痛苦？如果情况如此，问问你自己，是否希望那个人会在某种程度上，做出一些与之前相比有所不同的表现？你是否希望他们对你更和善，更了解，或者他们从此愿意去做那些你一直要求的事情？如果你意识到，你其实希望对方的表现不同于他们原本的样子，那么，批判和索取就可能已经存在于你身上了。

反思你的批判和索取可能是什么。批判，是对他人吹毛求疵的一种形式。这是因为对方在某些方面没有得到你的认可，你认为他们应该做出改变。你的批判是什么？索取，是强烈依恋于他人的某种特定行事方式，或者说，强烈要求他人的区别对待。你的索取是什么？

请让我再一次提醒你，如果你在自己身上觉察出自己的批判和索取，请不要为自己感到惭愧。这并不是你的错，也并不意味着你必须要为你在这段关系中遇到的冲突负全部责任。而更重要的是，如果我们能找到形成你批判和索取的根源，那么，我们就能更容易地解决关系中的冲突问题。

|| 觉察和治愈根源

每一个批判和索取都源自于未满足的需求或情感的痛苦。你能否在自己身上找出加剧你批判和索取的苦痛？你可能会为自己过去的损失感到悲伤，你可能会害怕在未来受到他人的拒绝，你也可能深切地渴望得到他人的理解，但又害怕知音难觅。如果你在自己身上发现了这样的问题，请将注意力集中在这些问题上，并使用从第五章开始的练习，试着用同情来拥抱自己身上出现的问题，让自己怀着平常心去感受这些苦痛，就像其他正常存在的身体感觉一样普通，而不会深陷在那些令你悲伤的情绪中。然后，将爱和同情的能量引导到你自己身上——引导到那些你正在承受着苦痛的部分。持续自我同情的练习，直到你感觉慢慢获得心境的平和。

现在，当你体内满满地充盈着自我同情的时候，再一次想象那个对你非常重要的人。当你深深地沉浸在自我同情的拥抱中时，你对冲突的看法有了哪些改变？你的批判和索取又是否产生了变化？根据我的经验，当我胸怀自我同情的时候，更善于和他人沟通我的需求，并能更加良好地倾听别人的意见。

我的美好和你的美好

我相信同情的本质在于看到自己和他人身上的美好。为了能够真正做到对自己的同情，深入地观察我们自己的需求、感觉、想法和行动会是一个不错的开始。当我们思考这个问题的时候，我们可以看到，我们的所思、所感和所做的一切，都是我们在那一刻，为了创造幸福或从痛苦中解脱出来的最好的尝试。

让我给你讲一个故事，我想，这个故事最好地诠释了我们能够如何找到对每个人的同情，甚至看到他身上的美好。

几年前，我有一个叫詹姆斯（James）的病人，他和一个叫瓦妮莎（Vanessa）的女人有过一段婚外情。当他意识到这段恋情正在对他的婚姻产生破坏时，詹姆斯就下定决心要与瓦妮莎断了。当他告诉瓦妮莎自己想要停止这段关系时，瓦妮莎用自杀来威胁他打消这个念头。詹姆斯认为，瓦妮莎只是在通过自杀威胁来控制他，所以他还是决定离开了。当这段婚外情结束后的第二天，詹姆斯接到了一个电话，瓦妮莎在他离去的一个小时后，就在公寓里结束了自己的生命。

詹姆斯听到这个噩耗，感到既羞愧又后悔。他意识到，他不但伤害了自己的妻子，同时也对瓦妮莎的死有着无可推脱的责任，于是，饱受内心痛苦的他向我求助，希望能和我谈谈。

老实说，当我第一次听到他的故事时，我很难不去像他自己那样责怪他。所幸，多年来我一直在坚持练习自我同情，所以当我觉察到自己的胸部和面部的紧张感时，我开始有意识地进行呼吸（正如练习 2 中所呈现的）。我让自己用心感受所有的身体感觉，同时向自己传递同情的能量。几次呼吸之后，我觉察到了自己内心里，有一种深深的悲哀。

我想到了我从未见过的瓦妮莎的死，我多么希望自己能够帮助她。当我再望向此时此刻坐在我面前的詹姆斯，又看到了

203

他脸上那种无可救药的绝望的神情时，我是多么希望自己能够帮助他们避免这场悲剧啊。有一部分的我在为这无可挽回的一切感到难以承受的悲伤，而这一部分的我正在极度渴求着同情。

当詹姆斯开始在我面前哭泣时，我允许自己同样去感受自己身上所有的悲伤。因为我知道，如果我试图去忽略我自己的感受并完全专注于他时，我就无法感同身受地与他共情，从而进一步了解他需要我提供怎样的帮助。我默默地告诉自己："世界上每天都有这样的悲剧发生，你不能阻止所有的悲剧。我知道，如果你有机会的话，你一定会去阻止的，但这实在是不可能的啊。"我可以看到，自己内心深处痛苦的部分，就是想要帮助别人的那部分。在詹姆斯的故事里，有太多的剧痛和失去，这让一部分的我也为此挣扎，难以承受这一切的沉重。

我开始与自己的那一部分进行共情，默默地对它说："我知道你所希望的就是去帮助别人，你害怕自己不能做任何事来改善这一切。你感到无能为力。"这正是我需要听到的。我需要认识到，那存在于我心中的厌弃感来自于一种帮助别人的愿望，而我不得不承认，我可能没有办法实现自己这个愿望去改变这种状况，因为我实在无能为力。我正在经历一种在人类生活中并不罕见的状况：我真的很想帮忙，但是我不知从何下手。当我意识到这一点时，我对自己说："你想帮忙，但你不知道该怎么做。每个人都可能会有这种感觉。"这句话释放了一股自我同情的洪流，在此之后，我就能放下对詹姆斯带着偏见的评断，从而更清楚全面地看待他。

我看向詹姆斯，看得出他正后悔得濒临崩溃。然后我又对自己重复了一遍上面的语句："你想帮忙，但你不知道该怎么做。"不知怎么地，当我承认了这一点后，我的心扉突然向詹姆斯敞开，并对他产生了一股强有力的暖意。我的的确确想帮助他，但是我无从下手。这种认知帮助我完整地将我和他之间的关系呈现在自己面前。

当我注视着他的时候，我看到了一个无比孤独的人，这个人从未意图要去伤害任何人。我眼前的他是那么地不知所措而无地自容。我们都不知道该做些什么，而这感觉就像是我们之间的一种强有力的联系。我们都不是完美的人，都在试图撤回已经进行过的操作，但我们不能。

通过自我同情的练习，我对詹姆斯的所有抗拒伴随着发生过的一切，都在我心中消失了。我可以向所有的人敞开心扉并完全呈现自己，这让我能更深入地看清詹姆斯。我看到了他的痛苦和对幸福的苦苦渴求，这是他做出一切决定的全部动机。他曾经将瓦妮莎作为摆脱痛苦的一种方式，但这场婚外情并不能帮助他真正地获得解脱。出于同样的原因，他离开了瓦妮莎，回到了他的婚姻中。在这所有的决定中，他一直都只是一个悲伤、孤独、困惑的凡人，像一个迷路的孩子一样，在到处寻找能够带给他幸福的东西。虽然你和我可能不会犯詹姆斯所犯的错误，但我们可能会出于相似的迷茫和不知所措，犯下我们自己经历中的错误。

如果我们牢记众生皆苦并向往幸福，但往往入地无门，我们就能看到我们所共有的深刻的人性。当我们看到人性中这部分的美好——金无足赤，人无完人。我们中没有人是完美的，但我们都在以自己的方式寻找幸福——如是，我们就有可能发现对任何人的同情。

你能给予的最好的礼物

2005 年，我住在法国南部的梅村修道院，这是我师父释一行禅师修行的地方。他曾给我讲过一个关于一棵香蕉树的故事。在这个故事里，曾有一个弟子向他请教了一个关于生命意义的问题，释一行禅师用他多年前在越南丛林中冥想时顿悟的禅思作为回应。

他说，他曾坐在一棵年轻的香蕉树下，凝视着它的叶子。它只有三片叶子。有一片已经完全长成，是宽阔的、舒展的、深绿色的；第二片叶子长在第一片叶子下面，仍部分卷曲着；第三片叶子又嫩又黄，刚刚开始张开一点点。他深深地凝望着这些年轻的叶子，看到那片最大的叶子正在享受着它作为一片叶子的幸福。它充分地吸收着阳光和雨水，浑身上下都散发着美丽与宁静的光芒。然而，它并没有丢下其他的叶子而追求自己的幸福。事实上，当它沐浴在阳光下，充分享受阳光的滋养时，它也在滋养着这棵香蕉树上其他年轻的叶子、这棵香蕉树和这一整个丛林。他接着解释说："我们每一个人就像这片叶子一样。当我们以安乐与同情滋养我们自己时，我们其实也正在支持所有其他生物的幸福与安康。"

让我们花点时间来想象一下这个画面。把你自己想象成这片美丽的，充分生长的香蕉叶子。要认识到，虽然你是一个独一无二的存在，但你也与这棵树的其他部分以及整个丛林有着密不可分的联系。你越是用平和与安乐的阳光来滋养自己，你就越能获得更多的能量来支持与你相连接的所有人和事物。当你意识到你与所有这一切之间的联系时，你就会发现，你能给予这个世界的最好的礼物，就是你自己的平和与安乐。

反思日志

这是一个让你进行自我反思的空间，写下你的个人思考、语句、念头或者任何你想要记住的东西。

_____

_____

_____

_____

_____

_____

_____

_____

_____

可持续的练习日记：第 15 天及以后

这是一个在你进行练习第 14 天之后，持续练习的日志记录。

记住：你的每个练习阶段都要从练习 1 开始。然后按照自我同情的地图所示，找到最适合你的方法。使用这个日志来记录你练习的日期、练习的时长、你使用的练习以及你在练习过程中出现的想法。如果可能的话，试着每天留出 30 分钟来进行练习。

第几天 （如果你有数的话）	日期	练习时长 （以分钟为单位）	使用第几练习 （1—8）	注释

第几天 （如果你有数的话）	日期	练习时长 （以分钟为单位）	使用第几练习 （1-8）	注释

参考文献

1   You can read more about this study at www.mindful.org/how-to-train-the-compassionate-brain/ or read the original research: Weng, H. Y., Fox, A. S., Shackman, A. J., Stodola, D. E., Caldwell, J. Z., Olson, M. C., . . . Davidson, R. J. (2013). Compassion training alters altruism and neural responses to suffering. *Psychological Science, 24*(7), 1171–1180.

2   Learn more in Panksepp, J., & Biven, L. (2012). *The archaeology of mind: Neuroevolutionary origins of human emotions*. New York, NY: Norton.

3   Learn more from Davidson, R. J. Neuroplasticity: Transforming the mind by changing the brain. In *Mind and Life Conference XII: Neuroplasticity: The Neuronal Substrates of Learning and Transformation, October* (pp. 18–22).

4   Panksepp, J., & Biven, L. (2012). *The archaeology of mind: Neuroevolutionary origins of human emotions*. New York, NY: Norton.

5   Weng, H. Y., Fox, A. S., Shackman, A. J., Stodola, D. E., Caldwell, J. Z., Olson, M. C., . . . Davidson, R. J. (2013). Compassion training alters altruism and neural responses to suffering. *Psychological Science, 24*(7), 1171–1180.

6   Lutz, A., Greischar, L. L., Rawlings, N. B., Ricard, M., & Davidson, R. J. (2004). Long-term meditators self-induce high-amplitude gamma synchrony during mental practice. *Proceedings of the National academy of Sciences of the United States of America, 101*(46), 16369–16373.

7 Breines, J. G., & Chen, S. (2012). Self-compassion increases self-improvement motivation. *Personality and Social Psychology Bulletin, 38*(9), 1133–1143.

8 Hạnh, N. (1990). Present moment, wonderful moment: Mindfulness verses for daily living (p. 3). Berkeley, CA: Parallax Press.

9 See *Understanding Depression: A Harvard Medical School Special Health Report* (2013).

致　谢

从释一行禅师身上，从梅村僧侣和比丘尼身上，从我有幸遇到的所有精神导师身上，我学到了很多让我一生享用不尽的改变痛苦、培养愉悦的方法。对他们，我不胜感激。

我同样要对导师和朋友们的支持和鼓励表示深深的感激，尤其是乔安妮·弗莱德（Joanne Friday），克里斯·K.杰默（Chris K. Germer），理查·戴维森（Richie Davidson），迪克·施瓦茨（Dick Schwartz），塔拉·布莱克（Tara Brach）和拉里·博扬（Larry Boyang）。

诺顿出版社（W. W. Norton）的所有员工都极富热忱，把这本书最终精彩地呈现了出来。非常感谢诸位对本项目的指导和信任。在此再次感谢本·亚尔令（Ben Yarling）和查克·米勒（Chuck Millar）的精彩编辑。

谨以此书送给我无与伦比的妻子安妮（Annie）和儿子芬尼根（Finnegan），谢谢你们成为我在这世间全部的灵感和爱的源泉。